脑健康百问？

名誉主编　胡锦华

主　　编　张立强

復旦大學出版社

图书在版编目(CIP)数据

脑健康百问/张立强主编. —上海:复旦大学出版社,2010.11
(健康教育系列)
ISBN 978-7-309-07586-1

Ⅰ.脑… Ⅱ.张… Ⅲ.脑-保健-问答 Ⅳ.R161.1-44

中国版本图书馆 CIP 数据核字(2010)第 177488 号

脑健康百问
主编 张立强
出品人/贺圣遂 责任编辑/肖 英

复旦大学出版社有限公司出版发行
上海市国权路 579 号 邮编:200433
网址:fupnet@ fudanpress. com http://www.fudanpress.com
门市零售:86-21-65642857 团体订购:86-21-65118853
外埠邮购:86-21-65109143
常熟市华顺印刷有限公司

开本 787×1092 1/32 印张 8.625 字数 127 千
2011 年 1 月第 1 版第 2 次印刷
印数 5 101—10 200

ISBN 978-7-309-07586-1/R·1172
定价:17.80 元

《脑健康百问》
编委会名单

名誉主编：胡锦华

主　　编：张立强

副 主 编：王桂松　胡兆铭

执行主编：任　玲

编　　委（按姓氏笔画排序）：

王桂松	王丽丽	毛　颖	尹学兵
田恒力	华忠弋	任　玲	刘　炜
孙青芳	刘　丽	李文芳	吴亦君
杨建军	张立强	张贞卿	张晓华
张冬丽	胡锦华	胡兆铭	胡再文
胡　敏	陈付国	陈　德	高晶蓉
贾建德	郭智霖	葛建伟	魏晓敏

序

　　《脑健康百问》一书酝酿已久了,这本书的文章是从《脑健康》杂志和《上海大众卫生报》上精选而来的,是一些长期致力于脑科学领域的临床专家与公共卫生专家的著述,既具有专业性又有可读性。

　　《脑健康》杂志是一些知名的有志于健康教育的年轻的神经科学专家发起而着手创办的。这是一个良好的信号,表明了新一代医学专家并没有对大众健康教育不屑一顾,在他们放下手术刀,走下手术台后,又拿起了笔,向公众开展健康教育。

　　以传播科学、新颖、实用的医学卫生、防病和养生保健知识为宗旨的《上海大众卫生报》创办已有30多年了,曾两次被评为全国优秀卫生报刊。它集国际大都市的医学优势,以通俗的文字向老百姓讲述健康的理念。

　　目前,医学科普书籍呈现百花齐放之景象,不过,要找到自己独特的生存位置,还须细细思量。按照社会市场学关于细分之基本原理,书籍应该找到自己的读者。从这个意义上来说,《脑健康百问》就很好!俗话说,大脑是人体的司令部,大脑乃至整个神经系统的健康至关重要,脑健康涉及诸多生理与心理等神经科学领域,而神经系统的发病有趋于上升之态势,因此向公众传递脑健康的知识,是恰逢其时的。

《脑健康百问》是一本专业科普书,是这些专家在自己日常工作中形成的心得体会,内容涵盖有关脑的各个领域,包括大脑的保健,如何科学用脑、养脑护脑,如何在孕期做好脑保健,从而预防脑瘫发生,以及各个年龄层次可能患有的疾病,一些常见病、多发病,如脑血管病、癫痫、帕金森病、老年性痴呆症和抑郁症等疾病,都是脑健康的范畴。本书不仅谈到脑病的预防保健,也重申了脑康复的重要性,既有一些专业前沿的技术介绍,供业内专家了解脑健康领域发展的现状,也有很多日常保健知识,以帮助普通市民普及脑健康知识,使他们认识到脑健康的重要性。

随着社会的高度发展,生活水平的提高,也使人们的工作节奏紧张、竞争激烈,从而也引发了很多脑健康问题,各种危害脑健康的因素在增加。而脑健康关系到一代人的智力发展问题,会直接影响到经济文化与和谐社会的建设。因此,呼吁全社会关注脑健康问题，普及脑健康知识。从这点来看，《脑健康百问》一书的出版，适得其时。

中国健康促进与教育协会副会长、上海市人民政府参事

胡锦华

2010 年 10 月

前　言

　　脑是人体最重要的器官之一,脑不健康,谈不上生命的质量。

　　我们必须清醒地认识到,今天,脑的健康面临着重重危机……

　　我国脑血管病的年发病数为 150 万～300 万人;每年颅脑创伤死亡病人约 10 万人,伤残在百万人以上;我国有 900 万以上的人患有癫痫,且每年新增患病人数为 65 万～70 万;我国 60 岁以上人群老年性痴呆症的发病率达 5%,75 岁以上为11.5%,85 岁以上高于 20%;我国帕金森病患者有 200 万以上,每年新增帕金森病患者近 10 万;还有感染、肿瘤等疾病威胁着脑的健康。

　　为了让更多的人了解并认识与脑相关的疾病和科普知识,我们从近几年出版的《脑健康》杂志和《上海大众卫生报》上摘选出有关脑健康方面的文章,精心编辑成本书。书中由读者所关心的 100 多个问题组成,按脑血管病、老年性脑老化、癫痫与脑损伤、脑肿瘤、头晕与头痛和抑郁症等几个专病分类。

　　本书旨在告诉读者，脑部疾病并不可怕，也不是无药可救，平时应该注重健康的生活方式。一旦出现症状，就要及时去正规医院诊治，越早治疗，效果就越好。

　　在本书编辑过程中得到了上海东方脑科学研究所和《上海大众卫生报》相关人员的大力支持，尤其是中国健康促进与教育协会副会长、上海市人民政府参事胡锦华先生的支持。对大家的关心和帮助在此表示衷心感谢！

编者

2010 年 10 月

目　录

目录

一、脑血管病

　　国家卫生部公布的第三次全国死因调查结果显示,在我国老年人中,心脑血管病发病率高达 30%。脑血管病已占死亡总数的 22.45%,心脑血管病的死亡人数现已居世界首位,而且呈发病率上升、发病年龄提前的趋势。与西方发达国家不同的是,我国脑卒中的发病率是急性心肌梗死和冠心病发病率的 3~4 倍。随着我国老龄化社会的快速发展,脑卒中造成的死亡率还将不断攀升。目前我国每年脑卒中新发病人 150 万左右,而每年脑卒中的死亡率为 58~142 人/10 万,存活者中有 3/4 留有不同程度的残疾。

1. 脑卒中有哪两大类？

脑卒中俗称中风，分为缺血性与出血性两大类。两者发病率之比在欧美国家为 80：20，在我国约为 65：35。

出血性脑卒中 俗称脑溢血，好发于患有脑动脉硬化、高血压而血压未被良好控制的老年人，故高血压被视为是脑出血的第一危险因素。中老年人血压高于 140/80 毫米汞柱时，特别是血压在波动起伏较大时，很容易引起脑出血。诱发脑出血的因素有发怒、咳嗽、喷嚏、弯腰取物、用力排便等。脑出血大多好发于大脑半球深部的内囊、丘脑、基底节区，引起昏迷、偏身瘫痪、偏身感觉障碍、失语、偏盲等。颅腔是一个闭合性骨腔，不能扩张，故颅内出血占据一定的容积时，会引起颅内压逐步升高，导致脑疝、昏迷，血肿溃入脑室时出现高热、深昏迷，甚至呼吸停止、脑死亡。故凡颅内幕上出血量超过 30 毫升、颅内幕下出血量超过 15 毫升而病人陷入昏迷时，应急诊手术清除血肿，降低颅内压以挽救生命，并尽早促进康复。较浅表的外囊区出血较少累及神经功能，预后较佳。脑出血后血块淤积在脑实质内，约需一个月才逐

步缓慢吸收。脑出血起因于动脉硬化,而动脉硬化是一种全身性疾病,脑动脉硬化、出血,只是疾病的局部表现。手术清除血肿仅仅是一种局部的治标手段,手术虽不复杂,但预后不良。术后各种并发症如肺炎、尿路感染、消化道出血等有待——防治,苏醒剂、神经细胞功能活化剂、早期理疗康复等后续治疗能促进意识、瘫痪、言语障碍等的恢复。全身性治疗,如降血脂、降血压、抗血小板集聚、抗氧化、提高免疫力、抗衰老等综合措施均至为重要。

缺血性脑卒中 缺血性脑卒中分为完全型脑卒中与进展型脑卒中两大类。完全型脑卒中起病急骤凶险,往往夜间发病,突然不省人事,偏身瘫痪。急诊 CT 示大脑半球大片低密度梗死灶。经积极救治,病状往往有所改善,恢复苏醒,偏瘫减轻。进展型脑卒中则起病渐进,开始感觉一侧肢体无力,言语不清,急诊 CT 未见任何异常。随后 2～3 天内神经功能障碍渐趋恶化,直至偏瘫、昏迷。此时,CT 复查显示广泛脑缺血低密度灶,诊断始明。这种进展型脑卒中预后不良,偏瘫恢复程度较差,常常引起临床上的误诊。

（张天锡）

一、脑血管病

3

2. 发生脑卒中有哪些征兆？

发生脑卒中前，常见的有以下一些征兆，应引起警惕。

反复鼻出血　高血压患者如果突然反复出现鼻出血，应该小心是脑出血的先兆。其原因是中老年人鼻腔内血管硬化，血管壁纤维组织增生，血管壁弹性降低而脆性增加，当血压升高而脑血管未破裂之前，鼻腔的某条血管会发生破裂而发生鼻出血。因此，患有高血压、动脉硬化的中老年人应提高警惕。有研究表明，以高血压为病因的鼻出血占10%～25%。近年来，纯收缩期高血压引起的鼻出血患者越来越多。

哈欠连绵　当脑动脉硬化逐渐加重，管腔愈来愈窄，脑缺血缺氧加重，特别是呼吸中枢缺氧时，会引起哈欠反射。多在缺血性卒中发作前5～10天内，频频打哈欠者可达80%左右，是重要的报警信号。

口吃流涎　曾在电影《屈原》中扮演屈原和在电视剧《雷雨》中饰周朴园的香港著名艺人鲍方，在广西拍电视连续剧时突然脑卒中入院。他的女儿鲍起静说，医生早就说其父的嘴有问题，说话不利索,流口水,已有脑卒中迹象,一直让他服药,没想到竟会突然脑卒中。这个例子说明上述现象是脑卒中的一种征兆。

一过性黑矇　突然出现眼前发黑,看不见东西,数秒钟或数分钟即恢复,不伴有恶心、呕吐、头晕及意识障碍。最近,挪威医生科蒂在18例一过性黑矇的病人中,发现11例有颈动脉粥样硬化病变。

视物模糊　表现为短暂性视力障碍或视野缺损,多在1小时内自行恢复。科蒂对出现短暂性视力障碍的10例病人进行了眼底检查和脑血流量测定,发现其中有3例视网膜中心动脉闭塞,7例为视网膜分支动脉闭塞。

短暂性偏侧麻痹　突然感觉身体一侧的脸、手臂和腿部麻木、乏力或协调困难。一侧躯体没有感觉和失去位置感。

凡出现以上征兆之一者,都应及早检查,明确诊断后进行系统治疗,有可能避免脑卒中的发生。

（刘　萍）

 3. 颈动脉狭窄会引起脑卒中吗?

脑卒中是一组以脑组织缺血或出血性损伤症状

和体征为主要临床表现的急性脑血管病。该病呈现"三高"(发病率高、致残率高和死亡率高)的特点,不仅危及患者的生命,还会严重影响其生活质量。同时,该病也给患者及其家庭和社会带来沉重的负担。目前,我国每年用于治疗脑血管病的费用估计约120多亿元,再加上各种间接经济损失,每年用于该病的总支出近 200 亿元。

2009 年完成的我国居民第三次死因调查结果显示,脑血管病已成为国民第一位的死因,死亡率是欧美国家的 4~5 倍,是日本的 3.5 倍,甚至高于泰国、印度等发展中国家。

预防脑卒中的发病,最根本的一点是要树立健康的生活方式,避免吸烟、过量饮酒、摄入过多的热能和身体活动不足而造成的肥胖及长期的牙周炎等危险因素。但是,对血管已有基础性病变的人群来讲,及早筛查出病因及病变程度,并给予适当的干预,即脑卒中的二、三级预防,仍应是一项重要的防控措施。

在我国以往的心脑血管病防控工作中,对高血压的筛查和控制比较重视,但对引致缺血性脑卒中重要原因之一的颈动脉斑块造成的颈动脉狭窄注意不够,在常规的体检中没有颈动脉筛查项目。因此,大量脑卒中前期的患者没有被及时发现并给予

有效的干预。据北京宣武医院 2008 年对脑卒中、一过性脑供血不足和具有高血压、高血脂、糖尿病等高危因素的 4 万多例患者的检查结果分析,颈动脉斑块造成颈动脉狭窄的阳性率高达 80%,重度狭窄符合外科手术指征的达 30%。

另外,世界卫生组织 2003 年的调查结果显示,北京地区的复发性脑卒中患者的比例为 27%,居世界各国主要城市之首。我国学者对临床资料的分析表明,门诊的脑卒中患者中约 40% 为复发病例。这说明如果造成脑卒中的基础病变不被去除或予以控制的话,患者会再次或多次反复出现脑卒中。

近几年,我们组织了脑卒中筛查及干预试点工作。在试点中发现,许多病人由于颈动脉狭窄引致的脑卒中体征,如肢体活动障碍、失语、听力减退甚至丧失、视网膜或黄斑病变以及视力明显下降等,在颈动脉狭窄解除后,均得到了明显改善或恢复。甚至在磁共振影像上已显示脑功能区部分坏死的病人,在解除颈动脉狭窄后,其已丧失的功能又奇迹般地恢复了。

这些案例说明,我们以往对脑卒中形成机制的认识还不甚清楚,部分脑卒中病人的症状和体征,包括视觉、听觉的部分问题,可能是由于颈部大动脉狭窄而造成脑部低灌注状态引起的。因此,通过

一、脑血管病

对颈动脉状况的筛查,既可对狭窄不甚严重的患者及早给予行为指导或药物干预,以延缓其狭窄进展,又可对狭窄严重的患者采取介入或手术治疗,去除其发生脑卒中的病源,减少脑卒中的发生及其引发的伤残。

颈动脉筛查的方法比较简便,它是一种非创伤性且费用不高的检查。狭窄严重的患者通过颈部听诊就可发现。使用颈部 B 超检查,可发现绝大部分狭窄患者并判定其狭窄程度。

颈动脉狭窄的主要危险因素有:高血压、高血脂、高血糖、长期吸烟史、长期大量饮酒、慢性牙周炎病史、缺血性眼病史、45 岁以上男性、55 岁以上女性。建议具有以上 2 项危险因素者应接受颈动脉筛查。

(王陇德)

 ## 4. 打鼾憋气会导致脑卒中吗?

打鼾憋气是一种常见病。这种疾病在医学上的典型特征是,夜间睡眠时鼾声响亮并伴有呼吸反复短暂停止,严重时出现较长时间的憋气甚至憋醒。由于夜间长时间打鼾时张口呼吸,寒冷干燥的空气通过口咽部时的刺激及吸烟、大量饮酒等原因,口咽部发生炎症,表现为晨起口干舌燥,时常咽喉肿痛,久之可以加剧打鼾憋气的病情程度。此外,夜间睡眠时经常发生憋气缺氧,睡眠质量下降,病人早晨起床后感觉很疲惫,白天嗜睡,有些病人会在任何场合随时入睡,甚至开车时也不知不觉进入睡眠状态,极易发生交通事故。还有不少病人常有性格情绪的异常改变、记忆力减退、夜尿增多、性功能减退等,严重者会出现心脑血管并发症,如高血压、冠心病、脑梗死、脑出血及夜间睡眠时发生猝死。

国外流行病学资料显示,脑卒中与严重的打鼾憋气密切相关。随着打鼾憋气病情严重程度的增加,脑卒中的发病率也逐渐增高。目前国际上公认打鼾憋气是脑血管病独立的危险因素,可以诱发和加重脑血管病。这可能与以下原因有关——

(1)高血压及动脉粥样硬化 打鼾憋气病人容易并发高血压及动脉粥样硬化,而高血压及动脉粥样硬化是引起脑血管病的重要原因。打鼾憋气病人夜间反复发生的缺氧刺激神经分泌升高血压的激素——儿茶酚胺,可能是引起高血压及动脉粥样硬化的主要原因。

(2)冠心病和心律失常 打鼾憋气可导致缺血性心脏病,出现不同类型的心律失常,可不同程度

一、脑血管病

9

地影响血流动力学的变化,诱发脑卒中的发生。

(3)血黏度升高 由于长期反复夜间低氧血症,常继发红细胞增多症,引起全血黏滞度增加,因此容易发生脑卒中。

(4)脑血流减少 夜间低氧血症引起脑血管收缩,导致脑血流减少。此外,低氧血症和高碳酸血症可引起颅内压增高致脑水肿,影响脑血流供应,加剧脑卒中的发生。

打鼾憋气合并脑血管病时,一方面打鼾憋气会加重脑血管病的并发症,增加短期内死亡的危险;另一方面,脑血管病的存在,加重了打鼾憋气的发生,两者互为因果。另外,打鼾憋气时缺氧诱发体内的氧化应激和全身炎症反应,产生各种炎症介质和假性神经抑制递质,损害大脑功能,因而打鼾憋气病人的认知及对外界反应能力都受到一定程度的损害。若打鼾憋气病人伴发脑卒中,其认知及运动功能将进一步受损。据文献报道,脑卒中伴打鼾憋气病人与不伴打鼾憋气病人比较,前者的功能恢复更缓慢。这一差异与脑卒中的严重程度无关,而与打鼾憋气的严重程度密切相关。

打鼾憋气的治疗方法有多种 科学的保健方法主要有:积极控制体重和锻炼身体,侧卧位睡眠,睡眠前避免饮酒和服用安眠镇静药物。如果出

10

现口鼻咽腔明显狭窄和畸形者可考虑接受合适的手术治疗。无创呼吸机治疗是目前国际上针对中、重度打鼾憋气最有效的方法,治疗有效率在90%以上。但需要在呼吸机专业治疗师的指导下,合理选配和正确使用。

总之,打鼾憋气和脑卒中互为因果。对于脑卒中的高发人群和打鼾憋气病人,需要提高警觉,积极防治。

(李善群　吴晓丹)

5. 有哪些药物会诱发脑卒中?

降压类药物　大量服用降压药物,甚至多种药物联合应用,以求达到快速治愈的目的,这种做法很危险。因为人体的血液和血压必须维持在一定的水平,已长期习惯于在高血压下维持脑部血液灌流的中老年人,如果在很短时间内通过大量服药,使血压骤然下降,将会在脑动脉硬化的基础上发生脑部供血不足,易诱发缺血性脑卒中。

利尿类药物　呋塞咪(速尿)、氢氯噻嗪等利尿药主要用于治疗各种水肿,若中老年人使用剂量过大、尿液排出增多,易使体内水分大量丢失,血液

一、脑血管病

浓缩,可导致脑血管栓塞。

其他如镇静催眠药,服用不当也可引起血压下降,形成脑血栓;滋补强体药如人参等,对患有高血压的中老年人长期服用时,有发生脑血管破裂、造成脑出血的可能。

促凝血类药物 中老年人发生出血性疾病时,常应用促凝血的药物止血,但这些药物过量使用可促使血栓形成,尤其是脑动脉硬化、血脂偏高的中老年人,血液更易凝固形成血栓,进而发生脑卒中。

解热镇痛类药物 人在感冒发烧时常用此类药物。这些药物均是通过大量出汗而使体温下降,尤其是伴有呕吐、腹泻的中老年人,出汗后机体缺水严重,造成血液浓缩,促使血栓形成。因此,中老年人发烧时,最好不服用此类药物,而以物理降温为好。非用不可时,大量出汗后,应及时通过饮用糖盐水或静脉补液等方法补充水分。

（梅　枚）

 6. 防治脑卒中用药有哪些误区？

误区一　预防用药量不足
在脑血栓的预防性用药中,不少人知道每晚睡前服用肠溶阿司匹林,但仅服1片。目前国际上公认的肠溶阿司匹林用量为每晚50～75毫克,即25毫克1片的肠溶阿司匹林应服2～3片。如果药量不足,则达不到预防目的。不少老年人脑动脉硬化,虽然血压正常或偏低,但由于脑动脉管腔变得高度狭窄,或伴有颈动脉斑块形成,或有血脂、血糖、血黏度增高,导致某支脑动脉发生了堵塞,使局部脑组织缺血缺氧而丧失功能,可引起缺血性脑卒中。所以,预防性用药量足非常重要。

误区二　忘记或重复服药

一些老年人由于记忆力差,常忘记或重复服药。特别是一些老年人认为"小卒中"无关紧要,也不重视服药。所谓"小卒中"即短时间内出现过一侧肢体无力或麻木症状,伴有突然说话不利或吐字不清,症状常在数分钟内消失,头部CT检查正常。这是微小脑血栓引起的瞬间脑局部缺血,后果较为严重,约有一半小卒中病人在5年内会发生偏瘫,必须及早就诊防治。建议中老年人对自己常服的降压药、降糖药、强心药等分开包装,上面注明服用日期及早、中、晚具体时间,按时服用。

误区三　用药品种多,服药后不检查

一些有过脑卒中表现的人四处看病。甲医生开"圣通平",乙医生开"尼富达",这些名称不同的

药,其实都是硝苯地平,结果是用药过量导致脑卒中。也有的病人牢记"是药三分毒",血压高了也不用药,其结果可想而知。风湿性心脏病引起偏瘫的患者常有心房纤颤,这类病人要终生使用抗凝药,同时进行用药监测。否则,用药多了会引起出血,用药量不足又会引起血栓。因此,要根据病情不断监测,及时调整用药量。

(钱　娴)

 7. 脑卒中病人有哪些常见后遗症和主要并发症?

后遗症　偏瘫是最常见的脑卒中后遗症。它是指一侧肢体肌力减退、活动不利或完全不能活动;偏瘫病人常伴有同侧肢体的感觉障碍如冷热不知、疼痛不觉等;有时还可伴有同侧的视野缺损,表现为平观前方时看不到瘫痪侧的物品或来人,一定要将头转向瘫痪侧才能看到。以上这三种症状,总称为"三偏"。

失语也是脑卒中的主要后遗症,有多种不同类型。其中,运动性失语表现为病人能听懂别人的话语,但不能表达自己的意思,只能说一些简单而不连贯的单字,别人无法理解。感觉性失语则无语言表达障碍,但听不懂别人的话,也听不懂自己所说的话,表现为答非所问,自说自话。若同一病人存在上述两种情形,则称为混合性失语。命名性失语则表现为看到一件物品,能说出它的用途,但却叫不出名称。

较大范围或复发多次的脑卒中,可留有精神和智力障碍。表现为记忆力和计算力下降、反应迟钝、不能看书写字,最后发展为痴呆,甚至连吃饭、大小便均不能自理。有的病人还会出现胡言乱语、抑郁狂躁、哭笑无常等病态情绪。

主要并发症

急性期并发症——

神经系统主要有:癫痫、抑郁症。

全身并发症——

1) 心脏并发症,如急性心肌梗死、心肌缺血、心律失常、心力衰竭等。

2) 肺部感染,是脑卒中主要并发症,专家对数百例缺血性脑卒中病人进行分析发现,肺部感染是影响脑卒中预后最重要因素之一,这在长期卧床的老年病人中常见。

3) 上消化道出血,常见于脑出血(特别是脑干)病人,是严重并发症,常常引起病人死亡。

4) 泌尿道感染,特别是导尿病人。

慢性期并发症——

压疮（又称褥疮）、关节挛缩、脑卒中后抑郁症。

（钟建国）

8. 脑卒中患者偏瘫后为何会出现肩痛？

脑卒中急性期过后必然要经历一段康复治疗阶段。但是，许多脑卒中偏瘫患者由于没有接受正规的康复指导，没有注意肩关节的保护和进行正确的康复锻炼，致使许多患者都会出现严重的肩痛，严重影响患者的功能恢复。据报道，约 70% 的偏瘫患者会出现肩关节部位的疼痛。因此，对脑卒中偏瘫后的肩痛康复治疗是十分重要的。

脑卒中偏瘫后为什么会出现肩痛呢？首先，脑卒中后一侧肢体会出现瘫痪，肌肉无力或萎缩，这使得肩关节的稳定性下降，受重力作用容易出现肩关节的脱位，造成关节损伤。而且，出现肢体肿胀时，由于缺乏肌肉的收缩作用，水肿不易消退。因此，有必要早期刺激和锻炼肩关节周围的肌肉，提高肌肉的张力，并咨询康复医师是否需要佩带肩托或吊带保护肩关节。第二，肌肉紧张或痉挛是引起肩痛的重要原因。偏瘫患者的上肢屈肌紧张，使得

16

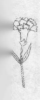

肩关节活动度减少,如果用力不当,肩部周围的软组织就容易受到骨骼的挤压而造成损伤。因此,康复过程中的一个首要问题就是控制上肢和躯干肌肉的痉挛。通过正确的床上体位摆放和牵拉紧张的肌肉等康复治疗技术可以起到缓解肌肉痉挛的作用。尤其要注意在康复锻炼过程中应严格避免引起肩部疼痛的活动。第三,上肢的机械性损伤,例如腕关节长时间的屈曲、对手腕的过度牵拉、输液时液体的渗漏,以及手部烫伤等意外损伤,常常引起手与上肢的肿胀和疼痛,如得不到及时的治疗,晚期会造成肩关节和手部的畸形。因此,如果出现手部和上肢的肿胀,应注意抬高患侧上肢,加强上肢的主动和被动活动,增加静脉回流,同时通过药物和理疗等方法减轻肿胀。

肩痛有很多不利影响,所以在整个康复过程中,应优先考虑偏瘫侧肩关节的正确治疗。如果早期能适当处理上述引起肩痛的因素,就可避免肩痛的发生;即使已经发生肩痛,也可以通过正确的康复治疗,减轻疼痛、肿胀和关节僵硬。因此,脑卒中后应及时到康复医学科咨询预防肩痛的方法。如果发生肩痛,也应及时就医,并进行积极治疗。

(俞晓杰)

9. 脑卒中患者如何进行康复训练?

脑卒中又称脑血管意外(包括脑出血、脑梗等),是威胁人类健康的重大疾病之一,致残率高,死亡率高,大约 75% 的存活者遗留不同程度的残疾。但是,临床如能给予正确有效的治疗手段,及早介入进行规范的康复功能训练,往往能降低患者的病残率,提高生活质量。已有大量临床资料证实,中枢神经系统具有极大的可塑性,即使是严重的神经功能缺损患者,经过恰当的康复治疗和康复护理,也能大大改善功能,提高生活质量。

那么,患者究竟应该怎样做,才能达到康复的目的呢?

首先,发病后应到正规的大医院就诊,即使发病后未能及时接受康复治疗者,也可以在恢复期,选择到康复科就诊,接受康复评估,然后由康复医生根据评估结果制定个体化训练方案。以下是一些常规的康复训练方法——

早期康复措施　发病后 1~2 周。

(1)保持正确卧位姿势　健侧卧位:患侧上肢上举呈 100 度角。患侧卧位:患侧上肢前伸,前臂旋后,腕和手指轻度伸展。仰卧位:患侧上肢垫高

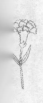

超过肩部,防止肩带后缩,肘部微弯曲,腕和手指轻度伸展。

(2)早期患肢的被动运动 关节活动由大关节开始,先屈后伸,每个关节活动 5 次,每天 2 次并逐渐增加活动次数。对指关节应多做运动,可抖动和牵拉各指关节,防止发生强直,但动作要轻柔,避免冲击性强拉强压。被动训练患侧手各关节活动度,每天 2 次,每次 30 分钟。

(3)肢体按摩 重点是手背、肘(包括按、摩、揉、捏等手法),顺序应从手开始向肩部方向,即手—肘—肩(远心端向近心端),先轻后重,由浅入深,由快而慢,每天 4 次,每次 20～30 分钟。

恢复期康复措施 患者一般情况稳定,缺血性脑卒中病后 1～2 周,出血性脑卒中 3～4 周后,可采取多种方法指导患者进行训练,每天 2～4 次。

(1)手功能训练 ①双手上举训练:两手叉握,十指交叉,患手大拇指应压在健手拇指上方,双肘伸展,由健手带动患手上举过头,然后缓慢放下至腹部,如此反复练习。②腕指关节活动:双手合掌或双手相握,用健手带动患手做腕关节的左右扭动、旋转以及指关节内收、外展等动作。③手指能完成伸展动作时,可以开始练习手的抓握与放松,并从较大的球抓握开始,逐渐过渡到提笔、拣火柴

一、脑血管病

棒等小物品,每次抓握后要使患手充分松开。

(2)生活能力训练 患者手能完成主动伸展,能坐时,一日 3 餐用患手拿取食物,教其学会吃饭、穿衣、洗脸、刷牙、入厕等,逐步采取强制使用患手完成穿脱衣服、系纽扣、洗脸、使用碗筷、上厕所等日常动作。日常生活能力训练应贯穿于康复训练的全过程,在此过程中不要让家属帮助。此外,还可用患手在桌上做滚球、擦桌等肩、手的综合练习。

(3)关节运动 髋关节运动:患者平卧、两腿伸直,助动者一手托住患者膝关节,一手托住其足跟,将其下肢稍抬起做分腿和并腿动作。膝关节运动:患者平卧,两腿伸直将下肢抬起,大腿尽量朝向腹部屈,小腿尽量朝向大腿后屈,复位。将下肢抬起并使膝关节屈 90 度,每天 4~5 次,30 分钟/次。踝关节运动:足背主动上抬,反复练习,每天 4~5 次,30 分钟/次。

(4)平衡训练 患者坐位,两手支撑于身体两侧,做身体前后、左右摆动训练。逐步过渡到站立位,双手扶持下进行身体前后、左右摆动训练。逐步过渡到脱离扶持,进行身体前后、左右摆动并能维持平衡。

(5)步行训练 患者能完成足背主动上抬,患腿能支撑体重,能站立保持立位平衡时,可以开始步行训练。先在专用平行杠内扶持下进行迈步训练，逐步过渡到利用手杖步行，直至脱离手杖步行。

（王　颖）

 10. 脑卒中患者有哪些运动处方？

放松功

放松功是原上海市气功疗养所于 1957 年总结出来的一种静功方法，也是气功的基本功法。其特点是以放松为主，松弛机体，排除杂念，舒畅气血，和调脏腑，疏通经络，适应于预防脑卒中与脑卒中后遗症者锻炼。

（1）锻炼方法

1）预备：松带宽衣，仰卧，两脚相距 30～45 厘米，双腿舒适伸直，手臂轻松垂放两侧，从头到脚完全放松。然后，背垫平稳，两脚摇动数次，以选定舒适位置为度。接着，将手轻放床上，掌心向上，轻轻来回滚转几次，再将两腕轻松自然地摇晃 3～5 次，头向前后亦摇动几次。

2）三线放松：将身体分成两侧、前面、后面三条线，自上而下依次进行放松。

第一条线循行部位是从头部两侧—颈部两

侧—肩部—上臂—肘关节—前臂—腕关节—两手—十个手指。第二条线循行部位是从面部—颈部—胸部—腹部—两大腿—膝关节—两小腿—两脚—十个足趾。第三条线循行部位是从后脑部—后颈部—背部—腰部—两大腿后面—两膝窝—两小腿—两脚—两脚底。

（2）**注意点** 先注意一个部位，然后默念"松"，再注意下一个部位，再默念"松"。从第一条线开始依次放松完三条线。每放完一条线，在止息点轻轻意守一下，达 1～2 分钟。第一条线的止息点是中指，第二条线的止息点是大脚趾，第三条线的止息点是前脚心。当放松完三条线后，再把注意力集中在脐部（或气功师指定的部位），轻轻意守该处，保持松弛状态，达 2～4 分钟。一般每次练功做两三个循环，安静一下，然后收功。

巢氏导引法

巢氏导引法是我国古代名医巢元方所倡导的运动疗法，以下所列节选适用于脑卒中后遗症。

（1）**第 2 势** 取站立姿势，一手抬举向前，一手伸展向后，如原地正步走状，尽量用力，连续 21 次。回复原状，低头，手掌向地，安神定志，引气下行至足底与肋下。最后转动头部，腰、头、肩共同柔和地向前后左右旋转 14 次。

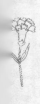

（2）**第 3 势**　取下蹲姿势，臀部不能着地，两手抱左膝，使膝与胸部紧贴。然后伸腰，鼻吸吐纳，放松，一紧一松，反复练习。

（3）**第 5 势**　取站立姿势，头正身直，一手上托于头顶，另一手向下如按物，一上一下，相反用力到极限，换手再做 28 次。

（4）**第 7 势**　仰卧位，屈膝，两膝头向内合拢，以手翻转两足内外，伸展腰部，交替鼓腹与放松，吐纳 7 次。

（5）**第 12 势**　仰卧位，两足交替举起。

太极拳

太极拳是一种把我国的拳术、导引术、吐纳术三者结合在一起的运动，它轻灵、和缓、自然，通过动静结合，来达到安神健脑、疏通气血，使意识、呼吸、动作三者密切结合，从而起到增强体质、祛病延年的作用。只要坚持练习，对脑卒中后遗症的恢复都将有积极的作用。

太极拳除去需要全身各个肌肉群、关节协调活动外，还要注意力集中，这些都是对脑卒中后遗症患者脑部活动的良好训练。此外，从动作上来讲，太极拳的动作由眼到手部、腰部、足部，上下兼顾，前后连贯，同时动作的某些部分比较复杂，必须有良好的平衡能力，对脑卒中后遗症患者平衡能力的

一、脑血管病

恢复,有着积极的作用。

太极拳通过协调动作、均匀呼吸,特别是膈的运动,加强了血液及淋巴系统的循环运动,减少了体内的淤血现象,对卒中后遗症患者的病灶去除有着积极的作用。同时,太极拳又是一种很有趣的活动,经常练习,心情愉快,兴趣浓厚,使脑卒中后遗症患者在心理、生理上得到更大的乐趣。

(胡　廉)

11. 脑卒中患者也可用药茶治疗吗？

早在我国古代,就有"神农尝百草,日遇七十二毒,得茶而解之"的传说。由于药茶制作简便,用药量小,服用方便,疗效明显,深受欢迎。

绞股蓝红花茶　绞股蓝 10 克,红花 5 克,绿茶 2 克。

制作:将焙干的绞股蓝、红花研成粗末,与绿茶混合,沸水冲泡,加盖闷 10 分钟。

用法:频频饮用。

功效:益气活血。适用于脑卒中后遗症。

杞菊决明子茶　枸杞子 10 克,菊花 3 克,决明子 20 克。

制作:研成粗末,沸水冲泡。

用法:频频饮用。

功效:养明润目,降压降脂。适用于脑卒中后遗症。

杜仲茶　杜仲 6 克,绿茶 3 克。

制法:杜仲研末,用绿茶水泡。

用法:每天 2 次。

功效:补肝肾,强筋骨。适用于脑卒中后肢体功能障碍。

人参茶　茶叶 15 克,五味子 20 克,人参 10 克,龙眼肉 30 克。

制法:五味子、人参捣烂,龙眼肉切细丝,与茶叶拌匀,用沸水冲泡 5 分钟。

用法:代茶频饮。

功效:健脑强身,补中益气。适用于脑卒中后记忆力减退,语言障碍。

夏枯草茶　夏枯草 30 克,绿茶 2 克。

制法:先将夏枯草煎汤至沸,将绿茶放入瓷杯中,然后将煎沸之夏枯草冲入,加盖泡 5～10 分钟。

用法:当茶饮,常服。每天换 2 次茶叶。

功效:清肝明目,适用于脑卒中后遗症,头晕耳鸣者尤宜。

菖蒲茶　菖蒲 15 克,酸梅肉 2 枚,大枣肉 2

枚,红糖适量。

制法:先将菖蒲切片,放茶杯内,再把大枣、酸梅和糖一起加水煮沸,然后倒入茶杯。

用法:代茶饮。

功效:宁心安神,芳香辟浊。适用于脑卒中后遗症之调养康复。

珍珠茶 珍珠、茶叶适量。

制法:珍珠研成细粉末,用沸茶水冲。

用法:每天清晨1次,连服为佳。

功效:平肝潜阳,润泽肌肤。适用于脑卒中后遗症、头晕耳鸣等症。

蜜茶 绿茶1克,蜂蜜25克。

制法:用开水适量冲泡绿茶、蜂蜜,调匀,泡5分钟即可。

用法:频频饮服,每天2剂。

功效:生津止渴,润肠通便。适用于脑卒中后便秘者。

(康　联)

 12. 如何防范脑卒中再发?

由于目前医学上尚无有效的方法可以预测脑

卒中,所以有过一次脑卒中的患者,一定要在生活方式上特别注意,以预防脑卒中的复发。令许多医生担忧的是,一些患者在第一次脑卒中痊愈后,当着医生的面许下诺言不再抽烟、饮酒,但是过不了多长时间,一旦身体康复到接近正常人的水平,许多人仍会旧态复萌,因此而诱发第二次脑卒中。

第二次脑卒中发作时,家属应该以最快的方式将患者送至医院抢救。由于发生的部位不同而显现的征兆不同,通常脑卒中会有11种症状:肢体无力、麻木;面部和上下肢感觉障碍,单侧肢体运动不灵活;语言障碍,说话不利索;记忆力下降;看物体突然不清楚;眼球转动不灵活;小便失禁;平衡能力失调,站立不稳;意识障碍;头痛或者恶心呕吐;头晕、耳鸣。出现上述症状时,一定要引起警惕。

专家为脑卒中患者开出了几大健康处方:冬季起居与太阳同步,早睡迟起;头颈锻炼要谨慎,因为一旦颈部动脉硬化严重并伴有硬化斑块脱落,就会阻碍大脑血管供血,造成缺血性脑卒中;有饮酒史的病人发病率高,应积极戒酒,冠心病患者更要注意稳定情绪,因为冠心病是诱发脑卒中的九大危险因素之首;不要将家务劳动集中在一段时间之内,因为身体疲劳时抵抗力降低;70%的慢性病都和肥

一、脑血管病

胖直接相关,合理膳食、减轻体重会降低脑卒中第二次发作的概率;脑卒中和高血压的关系密切,患者一旦检查出高血压,要坚持服用降压药,减少盐的摄入和控制体重,这样可以减少脑卒中复发。假日生活规律改变,更要注意按时服药,否则会引发脑卒中。

为了预防脑卒中的再发,抗血小板药物和抗危险因素药物(降压、降脂、降糖药物)应该长期甚至是终生服用。但一些患者服药断断续续,不能坚持,喜欢采取一些突击性做法,比如在脑卒中高发的秋冬季节,突击性地进行预防性治疗,这是不科学的,对于预防脑卒中再发是没有益处的。

患者在服药预防的同时,还应该定期去医院复查,调整药物。一般来说,每 3 个月应该去医院做相关检查,包括血压、血脂、血糖、脑血管超声等项目。

(常怡勇)

13. 老年人如何提防小卒中?

老年人如果在动脉粥样硬化、脑动脉狭窄和颈动脉受压等的基础上,活动少、喝水少和进食过多的高脂食物等,则很容易发生小卒中。临床上出现手足无力、偏瘫失语、视物不清和跌倒受伤等症状,如不及时请医生治疗,则可发展成为脑梗死,危及生命。

小卒中的危险因素 包括高年龄、高血压、高血脂、高血糖、高胆固醇、动脉粥样硬化、器质性心脏病、长期吸烟、大量喝酒以及过度肥胖等。其中,比较肯定的是:高血压是最重要的危险因素;高年龄、高血糖和器质性心脏病是主要的危险因素;长期吸烟、大量喝酒和过度肥胖也是主要的危险因素。如果积极治疗或控制好上述疾病,则可有效降低小卒中的发生率。

小卒中的三个临床特点 ①发病模式固定:因微血栓主要阻塞颈内动脉系统和椎-基底动脉系统,其中颈内动脉系统阻塞可出现一过性黑朦,单侧肢体无力,活动不便或偏瘫,并兼有感觉障碍。此外,还可出现语言不流利、说话不清等症状。椎-基底动脉系统阻塞可出现眩晕、复视和视物不清、走路不稳、吞咽困难和突然跌倒等症状。一般以颈内动脉系统阻塞症状最为常见,椎-基底动脉系统阻塞症状少见,两个系统同时出现症状罕见。②发病时间短暂:突然发作,上述症状持续时间常为几分钟到几小时不等,最长不超过 24 小时;症状可自行缓解,直至完全消失,症状消失后没有后遗症。③病情容易反复：自从第一次发作之后，常常可出现再次、多次反复发作；诱因控制比较得当者几个月发作一次，控制不当者可一天或几天发作一次。患者一般不伴有意识障碍。间隔期一切正常。

只要发病后给予及时、有效的治疗，小卒中者病情可迅速缓解直至痊愈；否则，便可渐渐发展为大卒中（即脑梗死，包括脑血栓形成和脑栓塞）。

（陈金伟）

 ## 14. 何为短暂性脑缺血发作？

短暂性脑缺血发作又称"小卒中"。它的特点是出现短暂性（一过性）的缺血性、局灶性脑功能障碍。临床上分为颈内动脉系统短暂性脑缺血发作和椎-基底动脉系统的短暂性脑缺血发作。前者临床表现为单肢无力、偏身无力、偏身感觉障碍、失语或单眼视力障碍等；后者临床表现则为眩晕、眼花、视物呈双（复视）、恶心呕吐、吞咽困难或共济失调（走路不稳）。但头面部症状与肢体症状不在同一侧，呈交叉性或双侧肢体的运动障碍或感觉障碍。由于这些症状发生快，一般从无病到出现这些明显症状不超过 5 分钟，发作持续时间有的只有几分钟或几十分钟,最长不超过 24 小时,所以称为短暂性脑缺血发作。其发作频率不等,有的人反复发作数十次尚不发生完全脑卒中,有的仅发作 1～2 次便发生完全脑卒中。

本病的病因与脑动脉硬化有关,在动脉硬化的基础上发生:①某些小动脉管腔狭窄或血管痉挛,通过的血液减少,致使所供应的脑区发生缺血。②血流动力学障碍。当血压降低,心排血量减少时,脑组织供血不足。③某种原因造成的血液黏稠度增高、血流缓慢及血液成分的改变,也可发生脑缺血。④微血栓。动脉粥样硬化斑块脱落,在血流中成为微栓子,随血流流到小动脉而阻塞血管,则出现脑局部供血障碍的脑缺血发作。如果微栓子在人体内某些酸的作用下被分解,或因远端血管的扩张,微栓子向末梢移动,使局部血液循环恢复,脑缺血的症状便可自然缓解或消失。所以短暂性脑缺血发作有时不经治疗可恢复正常。

(钟建国)

 15. 哪几类人群要警惕发生脑血管意外?

一般而言,老年人由于血管脆性增加,且合并多种全身疾病,相比较年轻人更易诱发各类脑血管意外。以下五类人群每逢秋末寒冬应尤为警惕。

(1)**高血压患者** 特别是不能正规治疗、血压控制不好者,最易发生脑血管意外。

(2)**糖尿病患者** 因全身血管受影响,血管壁结构发生改变,在外界因素,如气候、剧烈活动等影响下,易发生意外。

(3)**高血脂伴有血管硬化或异常者** 高血脂、有动脉硬化患者,以及原有脑血管异常人群脑动脉瘤和脑血管畸形患者,在季节转换时,易发生血管破裂。

(4)**吸烟者** 对吸烟人群研究表明,吸烟将严重影响心脑血管功能,发生脑血管意外的机会较不吸烟者大。

(5)**吸烟同时正在服用口服避孕药的女性** 发生脑血管意外的概率更大。

神经内科专家指出,患脑血管疾病及时接受治疗可快速恢复。在临床上,医务人员发现,凡在发病6小时内能及时送到医院抢救的,经治疗后恢复得都很不错,而那些超过6小时送到医院的则恢复较难,有的留下终身残疾,有的甚至很快死亡。

研究显示,脑血管病患者尤其是脑梗死患者如果在6小时以内进行治疗,往往有好疗效,其中

30％患者的肢体偏瘫能够得到改善,85％患者的神经功能得到明显改善,为恢复期的康复治疗打下良好基础。

对此,专家提醒,当身边有脑血管病患者发病时,应马上通知急救中心,尽快将患者送到有条件的医院救治。医院必须具备相关仪器、神经专科和训练有素的神经内科医生,还必须具有开颅手术的神经外科设备。

（刘　萍）

16. 突发脑血管病怎么办？

当发现有人发生脑血管病后,不要惊慌失措,应尽快请医生到现场抢救。如无条件时,则应将病人送往离发病地点最近的医院。在运送中应注意以下几点——

（1）要掌握正确搬运病人的方法　不要急于将病人从地上扶起,最好由 2～3 人协同,轻轻地将病人抬到担架或平板车上,头部略抬高,防止头部过度扭曲,以减轻脑出血或脑缺血。对于呕吐的病人,可将头偏向一侧,给病人解开衣领、裤带,以减少呼吸的阻力。有假牙者取出假牙。口腔内有分泌物时,要及时清除。喉头有痰液者,可用橡皮管接针管抽吸。如出现舌头后坠、呼吸鼾声大,可用手将病人的下颌托起。当病人有抽搐时,可用两根竹筷缠上软布塞入其上下齿之间,以防舌被咬伤。

(2) 转运前 如有条件时,应先给予必要的治疗,可用20％甘露醇250毫升或50％葡萄糖100毫升静脉注射,以防发生脑疝。

(3) 转运途中 病人的头部要有专人保护。病人睡的担架要垫得厚一点,软一点,尽量减少摇摆、颠簸、震动,以免加重颅内出血及发生脑疝。救护车行驶时车速不宜太快。

(4) 由医务人员护送时 要随身携带急救药物,并应严密观察病人的神志、呼吸、脉搏、血压、面色和瞳孔的变化。如有异常时,应给予相应的处理。病人到医院后,护送者应向接诊医生介绍其病情及入院前的用药情况,以便及时进一步抢救。

(钟建国)

 17. 脑血管病人呃逆怎么办?

呃逆俗称打呃,是脑血管病的常见症状。其发

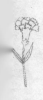

生原因：①与脑干网状结构受到病变影响有关，并涉及脑干呼吸中枢、呕吐中枢内侧纵束的功能活动。②脑血管病合并上消化道出血或胃扩张、胃痉挛等，刺激了迷走神经和膈神经而引起。③大量的脱水剂应用，使水、电解质紊乱及酸碱平衡失调，导致膈神经和迷走神经兴奋性增高，也可发生呃逆。

脑血管病者一旦出现呃逆，往往连续不止，成为顽固性呃逆，治疗较棘手，且提示预后不佳。

对呃逆的处理　首先应针对病因治疗，如有脑水肿、颅内压增高时，应给予脱水剂，以降低颅内压；若由胃部胀气所致，可行胃肠减压；若因电解质紊乱和酸碱平衡失调，应予纠正。

经上述治疗不能停止者，可采用以下方法——

1）屏气法：深吸一口气，憋气片刻，再用力呼出，反复做数次。

2）用鼻导管反复刺激咽部，至少 20 分钟，常可止住呃逆。

3）肌注甲氧氯普胺（胃复安）或地西泮（安定）10 毫克，亦可口服甲氧氯普胺每次 10 毫克，日服3 次。

4）若颅内压和血压不高，可用利他林 10～20毫克肌注或静脉注射，常在 5～10 分钟内使呃逆停止。

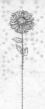

5）吸入一定浓度的二氧化碳，可用 200 毫升大小的塑料袋罩于病人鼻及口部，使病人呼出的二氧化碳再吸入，直至病人发生呼吸急促，再持续 1 分钟，或直接给予二氧化碳吸入。

6）针刺疗法：取巨阙、中脘、双侧足三里、双侧内关，根据患者体质和病情，采用弱刺激诱导，或中强刺激等手法。

（李晓萍）

 18. **为何称脑动脉瘤是不定时炸弹？**

对于脑动脉瘤，很多读者并不了解，甚至谈瘤色变。其实，脑动脉瘤不是真正意义上的肿瘤。动脉瘤是动脉血管壁局部薄弱而产生的瘤样突起，既有先天性的，主要与血管发育异常有关，也有由于动脉粥样硬化、血压增高等因素导致血管壁长期受到异常血流冲击而后天形成的。先天性脑动脉瘤形成并不罕见，但由于 90％以上的人在瘤体破裂前没有任何症状，因此有些人可能终生都不知道自己体内竟然埋藏着一颗"炸弹"。脑动脉较全身其他部位血管更加薄弱，是动脉瘤的多发部位。脑动脉瘤就像是在脑血管壁上吹起的一个气球，当瘤体内

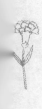

血液充盈到极限时,就会导致瘤体破裂,即严重的蛛网膜下隙出血所引起的一系列症状,包括突发剧烈头痛、喷射性呕吐、头颈强直、复视、眼睑下垂、瞳孔扩大和表情麻木甚至意识丧失等。脑动脉瘤被称为人体内的不定时炸弹,一旦破裂,危险性极高,约有30%的患者会在入院前死亡,虽经积极治疗仍有50%患者死亡,仅有25%的患者有幸康复良好。第二次出血的死亡率为60%～70%。因此,脑动脉瘤治疗的目的是防止再次破裂出血,如怀疑为脑动脉瘤,应及时做 DSA(数字减影血管造影)明确诊断,尽早治疗。

(王晓平　李文杰)

 ## 19. 脑动脉瘤如何排查预防?

医学上说,脑动脉瘤破裂,引起出血,修补好了,就无大碍。但其他血管薄的地方,平时没有体检,或是自身不知,没有发现,若是发病,则危险还是很大的。所以,从珍惜生命的角度出发,还是要加强这方面的身体检查。40 岁以上人群体检时,如经济条件允许,可以加做脑部 CTA（CT 血管造影)、MRA（磁共振血管造影)或 DSA（数字减影血

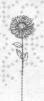

管造影),尤其是烟龄长、患有高血压和糖尿病等疾病及有脑血管病家族史的人群,更要排查脑动脉瘤。预防颅内动脉瘤破裂的主要措施有:避免重体力劳动和情绪激动,控制血压。另外对可引起出血的其他高危因素如糖尿病、心脏病、肥胖、高血脂、吸烟、过度饮酒等疾病和不良生活习惯,应及时治疗,养成良好的生活习惯,适当调整和控制饮食,保持积极愉快、乐观的生活态度等。

最后建议读者们不要忽视不明原因的头痛等神经系统病症。一旦发生剧烈的头痛,最好去医院进行检查,明确原因,及早治疗。

(王晓平　李文杰)

 20. 微创治疗脑动脉瘤有何优点?

传统的治疗为开颅手术,目前有显微手术和神经介入两种方法。外科手术夹闭动脉瘤颈无疑是有效的治疗方法,但对于有些特殊部位及复杂形态的动脉瘤,手术夹闭往往比较困难。

20世纪90年代,电解性可脱式微弹簧圈的出现,开创了脑动脉瘤血管内微创治疗的新途径。治疗闭塞动脉瘤的材料是由铂金制成的极精细柔软

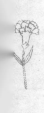

（与头发丝一样细）的记忆微弹簧圈。微弹簧圈是通过微导管放入脑动脉瘤内，然后释放，从而达到闭塞动脉瘤的目的。它对人体无害，病人一般无不适反应。该技术由经过专业培训的神经外科医生操作，在放射科数字减影血管造影（DSA）室进行。治疗时病人可局部麻醉或全身麻醉，治疗过程一般为1～2小时。

现在血管内技术日臻成熟，血管内介入治疗已成为脑血管病的重要治疗方法。血管内介入治疗的优势主要为创伤小、并发症少、安全性高、患者痛苦少、易接受，年龄大、病情重的患者也能耐受。介入治疗动脉瘤相比开颅手术创伤小、恢复快。缺点是理论上有复发的可能，尤其是动脉瘤直径在5毫米以上者。应在手术后3个月到半年复查CTA、DSA等，如果脑动脉瘤不再显影，也就是说瘤体栓塞致密，说明治疗彻底，但也不能完全排除日后复发的可能。

一般情况下医生不建议采用保守治疗。因为动脉瘤不会因保守治疗而变小。如果发生了蛛网膜下隙出血，经检查证实为颅内动脉瘤，最根本的治疗还是开颅、动脉瘤颈夹闭术，或介入治疗术。病情一、二级病人，应尽早造影，争取在1周内手术。病情属三级及三级以上，提示出血严重可能有脑血管痉挛和脑积水，此时手术危险性较大，待数

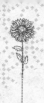

日病情好转后再进行手术。病情危重者行保守治疗预后差。

 21. **蛛网膜下隙出血是怎么回事?**

脑动脉瘤破裂导致脑内的蛛网膜下隙少量出血,与多见的高血压导致脑出血不是一回事,且更凶猛、更危急。大脑软脑膜与蛛网膜之间有个夹腔叫蛛网膜下隙,平时蛛网膜下隙里充满了脑脊液。各种原因引起的脑底部或脑表面血管突然破裂,血液直接进入蛛网膜下隙就叫蛛网膜下隙出血(原称蛛网膜下腔出血)。

临床将蛛网膜下隙出血分为自发性和外伤性两类。自发性蛛网膜下隙出血常见的病因为颅内动脉瘤和脑(脊髓)血管畸形,占自发性蛛网膜下隙出血的 70%～80%,前者较后者多见。多在情绪激动或过度用力时发病。其临床表现为突然的剧烈头痛,伴有呕吐、意识不清、抽搐、大量出汗等,严重者可致昏迷及各种不同程度的神经功能障碍,如失语、偏瘫、偏身感觉障碍及偏盲等。这种病一般发病很急,按症状轻重分五级:第一级无症状或轻微头疼;第二级有部分脑神经麻痹,中至重度头疼、脖子发硬;第三级轻度嗜睡,意识发生混乱,轻度局灶神经体征。以上三级救治比较容易。第四级会出现昏迷、偏瘫;第五级会出现深度昏迷,处于濒死状态;第四级和第五级比较难治疗。

（王晓平　李文杰）

22. 预防脑梗死为何每天要定时定量喝水?

所谓脑梗死是指脑血管阻塞,血流不通畅。一旦发病,死亡率较高,就是幸免于死,大多也苦于后遗症的折磨。后遗症主要有面部和手脚麻痹、言语障碍、痴呆等。

专家认为,有效预防脑梗死、心肌梗死的方法之一是每天定时喝水。这不仅适宜于高龄者,对步入中年期后的人士也适用,因中年人对口渴日渐不敏感,也易陷入慢性脱水状态。所以,不能只在口渴时喝水,而应在不感觉到口渴时,预先在一定的时间,喝一定量的水。

那么,每天到底喝多少量的水才算是最适宜的呢?

一般来说,一天喝 1.2～1.8 升的水较为妥当。其理由如下——

一、脑血管病

首先让我们了解一下一天中人体消耗的水分：尿1.5升、汗水0.2升、大便中0.1升，还有从我们感知不到的皮肤、呼吸中蒸发的水分约1升，以上几项合计为2.8升。

另一方面，我们每天从食物中获得的水分约为1.5升，由体内碳水化合物、脂肪消化后转化成能量产生的所谓代谢水约0.2升，以上几项加起来约1.7升。

由此得出的结果是，每天喝1升左右的水可以使体内的水分收支达到平衡。但是，水能促进细胞的新陈代谢，以及有效发挥稀释废物和有害物质等作用，故每天喝1.2～1.8升的水可能较为妥当。

还有，40～50岁的壮年者出汗量较高龄者多，所以一天喝1.8升的水较为妥当，而高龄者喝1.6升的水也许是适宜的。值得注意的是，患有心脏病、肾病的人，不能随便多喝水，应严格遵医嘱。

实施定时喝水的方法十分简单：1.6～1.8升水相当于容量180毫升杯子的9～10杯水。为此，我们可以这样安排：早上起床后喝1杯，上午10时左右喝2杯，下午3时左右喝2杯，傍晚喝1杯，晚上洗澡时喝2杯（前后各一杯），睡前喝1杯，一天共喝6次。

其中最要紧的是睡前和起床时的一杯，为什么

呢？夜里睡觉期间,因出汗及不感知蒸发排出的水分为 200～300 毫升。由此可见,夜间是人体缺水的顶峰期,最易发生血管阻塞。所以,半夜和早上发生脑梗死和心肌梗死的人不少。晚上睡觉前和起床喝的一杯水可以称其为"救命水",每天必不可少。

每天定时喝水 6 次(9～10 杯)。不仅能预防脑梗死和心肌梗死,还能起到预防衰老的效果。

(柳燕青)

23. 中老年人过冬如何防脑梗死?

寒冷季节是脑血管发病较高的季节,气候变化引起的冷刺激会使交感神经兴奋,毛细血管收缩,引起血压增高,尤其是寒流突然袭击时。据临床观察,高血压病人的血压在冬季会增高 20 毫米汞柱。再加上冬季气候干燥,体内水分消耗过大,使血液黏稠度增加,血流缓慢,脑部供血减少。天气寒冷还会使血管脆性增加,而温差大造成的忽冷忽热容易使血管收缩疲劳。此时,如果情绪激动或大便过度用力,或过度劳累,或不按规定服药就容易导致老年人发生脑梗死。因此,患有高血压动脉硬化的中老年人在天冷时一定要当心。

　　脑梗死常在睡眠中及休息时发生,但也有少数患者在剧烈体力劳动或情绪激动、血压较高的情况下发生。相对脑出血而言,脑梗死的死亡率虽然低得多,但大面积的梗死也会引起神经系统严重的功能障碍。有的老年人脑梗死发作时,不会表现为昏迷、跌倒等明显症状,多数会先出现一些不明显的甚至是一过性的症状,如头晕乏力、颈部不适、语言含糊、行动不灵活等,偶尔也会有恶心、呕吐,有时会有站立不稳、一侧手脚麻木、视力模糊、性情改变或暂时性失去知觉。这些症状会很快消失,但这种改善是暂时的,很可能是下一次更大发作的预警。有 70%～80% 的脑梗死病人,在发病前 1 周左右会频繁出现打哈欠现象。这是由于动脉粥样硬化、血管腔变窄、管壁弹性降低,致使大脑缺血缺氧造成的。因此,中老年人出现无诱因的频繁哈欠,切不可掉以轻心,随时提高警惕,及早就医,可以有效控制脑梗死的发生。

　　预防脑梗死发生要做到饮食清淡,以低热量、低盐饮食为主,并保证足够的蛋白质、维生素、纤维素和微量元素。多食水果、蔬菜以润肠通便。多饮水,晚饭前可饮蜂蜜水,睡觉前可适量饮白开水,以补充夜间体内水分的消耗。清晨起床后可饮低渗盐水（食盐 0.5 克左右加白开水 250 毫升），既能稀释血液，又能刺激胃肠蠕动，促进排便。冬天注意保暖，除全身添加衣服外，还应该注意头部保暖。保持平衡心态，情绪要稳定，劳逸要结合，保证充足的睡眠，切忌激动、暴怒及过度疲劳，消除诱发因素。每日口服小剂量阿司匹林，以降低红细胞、血小板聚集，防止血液黏稠，改善微循环。降压药应根据自身情况相应加量，目的是有效控制血压，控制并减少短暂性脑缺血发作，治疗动脉硬化、糖尿病、冠心病等，有效减低血液的黏、稠、浓、聚。

（葛建伟）

24. 老年人脑出血与天气变化有关系吗？

国际上有关医疗气象学的研究已有近 40 年的历史，积累了很多宝贵经验。研究天气变化与疾病的关系，主要是为了预防。人们生活在大气环境中，随着天气的变化，人体功能每时每刻为了适应而进行着不自觉的调节。如果调节的节奏跟不上天气变化的进展，就容易引起各种对天气敏感的疾病，如气管炎、风湿病、感冒、心脏病等。

从老年人脑出血发病的季节来分析，自发性脑

一、脑血管病

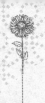

出血多发病于寒冷的冬季,这是因为在寒冷的天气下,血管收缩,血压易升高和波动,容易使血管破裂出血。

脑出血与天气变化的关系

通过研究发现,当气温降至零下 10 摄氏度以后,随着气温的下降,老年人脑出血发病率逐渐上升。

老年人脑出血发生还与大气中的锋面(指大气中冷暖气团之间的交界面)有关。对 200 个病例分析发现,90％的脑出血发生在锋面过境的几天。

这是因为,天气变化剧烈能使人的神经系统功能紊乱,改变血管的正常运行,从而造成血管破裂出血。

患有高血压的老年人在冬季应注意的问题

1) 出门应戴保暖帽子,能保持头部正常的血液循环。

2) 注意收看收听天气预报,当预报有寒潮或预报冷空气过境时,要提前添衣,待回暖后再减衣,如果感到冷时再添衣为时已晚。

3) 在天气寒冷期间,除了注意防寒保暖外,还应注意休息和避免精神刺激,如过度疲劳、过度兴奋、过度悲伤等。有不适时要及时治疗。

4) 在天气转暖时,要适当在室外活动,加快新陈代谢,增强御寒能力。同时,多与外界交往,保持愉悦的心情。

(李晓苹)

25. 脑出血的发生有早期信号吗?

总的来说,脑出血一般起病较急,发病时间只有数分钟或数小时。但脑出血还是有其逐步发展演变的过程,在起病初期会或多或少表现出一些异常情况,即出现一些预兆。在发生脑出血的患者中,50%有先兆症状。先兆症状出现后的第一年内发生脑出血的危险性很大,尤其在两个月内最为危险。一旦高血压病患者出现这些先兆表现,就预示着脑出血即将发生,或已是脑出血的前驱阶段。这时如能仔细观察,就能及时发现异常,并到医院争分夺秒地进行治疗,从而控制疾病发展,避免严重后果。

归纳起来,常见的脑出血的先兆症状——

1) 突然感到一侧身体麻木、无力,活动不便,手持物掉落,嘴歪、流涎,走路不稳。

2) 与人交谈时突然讲不出话来,或吐字含糊不清,或听不懂别人的话。

3) 暂时性视物模糊,以后可自行恢复正常,或出现失明。

4）突然感到头晕，周围景物出现旋转，站立不稳甚至晕倒在地。这些表现可以短暂地出现一次，也可以反复出现或逐渐加重。

当上述先兆症状出现时，患者在思想上既要高度重视，又不能过度紧张以致惊慌失措。情绪要稳定，避免因血压波动而加重病情。应尽快将患者送到医院就诊，并详细告诉医生已出现的预兆表现，以便明确诊断，及时治疗。

（钟建国）

26. 脑出血和脑梗死如何鉴别？

脑出血和脑梗死性质不同，治疗方法也不同，因此，需及早明确诊断。在没有条件进行 CT 或磁共振检查的情况下，可按以下几条鉴别——

1）脑出血病人多有高血压和脑动脉硬化病史；脑梗死病人多有短暂性脑缺血发作或心脏病史。

2）脑出血多在情绪激动或用力的情况下发病；脑梗死多在安静休息时发病。

3）脑出血发病急、进展快，常在数小时内达到高峰，发病前多无先兆；脑梗死进展缓慢，常在 1～2 天后逐渐加重,发病前常有短暂性脑缺血发作病史。

4)脑出血病人发病后常有头痛、呕吐、颈项强直等颅内压增高的症状,血压亦高,意识障碍重;脑梗死发病时血压多较正常,亦无头痛、呕吐等症状,神志清醒。

5)脑出血病人腰穿脑脊液压力高,多为血性;脑梗死病人脑脊液压力不高,清澈无血。

6)脑出血病人中枢性呼吸障碍多见,瞳孔常不对称,或双瞳孔缩小,眼球同向偏视、浮动;脑梗死病人中枢性呼吸障碍少见,瞳孔两侧对称,眼球少见偏视、浮动。

当然,个别轻度脑出血病人临床症状轻,与脑梗死相似,两者难以鉴别。大面积脑梗死病人,出现颅内压增高、意识障碍时,也酷似脑出血,临床上不好区分。要力争尽早做 CT 检查:脑出血的 CT 表现为高密度阴影,而脑梗死表现为低密度阴影,两者截然不同。

(李晓萍)

27. 脑出血会不会留后遗症并与什么有关?

一般脑出血后,引起不同程度的脑组织破坏和脑功能障碍，虽经治疗仍留有不同程度的后遗症——

（1）偏瘫 是最常见的脑血管意外后遗症。一侧肢体肌力减退、活动不利或完全不能活动；常伴有同侧肢体的感觉障碍，如冷热不知、疼痛不觉等；有时还可伴有同侧的视野缺损。

（2）失语 也是脑血管意外的主要后遗症。运动性失语表现为病人能听懂别人的话语，但不能表达自己的意思。感觉性失语则无语言表达障碍，但听不懂别人的话，也听不懂自己所说的话，表现为答非所问，自说自话。命名性失语则表现为看到一件物品，能说出它的用途，但却叫不出名称。

（3）精神和智力 较大范围或多次复发的脑血管意外，可留有精神和智力障碍，如情绪改变、消极悲观、抑郁寡欢、精神萎靡、易激动等。

（4）其他症状 还有头疼、眩晕、恶心、失眠、多梦、注意力不集中、耳鸣、眼花、多汗、心悸、步伐不稳、颈项酸痛、疲乏、无力、食欲不振、记忆力减退、不能耐受噪声等。

以上这些后遗症与以下因素有关——

（1）出血的部位 不同部位的出血，脑功能受损的程度不一。如在基底节区的出血，常遗留较重的肢体功能障碍，而脑干出血病灶小也常造成死亡。非功能区（即静区）的出血或出血部位未影响运动和感觉通路，所以不留神经功能障碍。某些病人因病灶水肿、压迫影响到运动和感觉通路，但没有损坏该通路，经治疗消除了水肿，解除了压迫性影响，则又恢复了功能。故出血部位与预后有关。

（2）**出血量**　出血量的多少直接影响到临床症状的严重程度。一侧大脑半球内出血量在 25 毫升以上者常留有后遗症，出血量越多，后遗症也就越重是不难理解的。

（3）**康复期的治疗和护理**　与后遗症的状况有关。后遗症的严重程度，主要取决于病灶大小、部位和急性期治疗措施得当与否。

（钟建国）

 ## 28.　如何预防脑出血？

脑出血多发生于 40～70 岁的中老年人。但是，近年来其发病年龄有越来越年轻的趋势。

脑出血的发病原因多为高血压病及脑动脉硬化患者，由于精神紧张、情绪激动、剧烈运动、用力排便等，促使血压突然增高，而使血管破裂所致，严重者可致死亡。治愈后的患者也常常会留下后遗症。

那么,怎样才能预防脑出血呢?有关医学专家建议应做到以下"十个必须"——

(1)必须早期发现并及时治疗高血压病 中老年人应做到定期检查身体健康状况,一经确诊患有高血压病,就必须坚持服药治疗,降低及稳定血压。

(2)必须及早防治动脉硬化 如果患有动脉硬化症,应及早予以治疗,并注意日常饮食,以降低血脂及胆固醇,保持血管的弹性。

(3)必须保持精神愉快 在日常生活和工作中,应保持乐观的情绪,遇到高兴或不愉快的事应注意冷静,避免情绪过度激动,以防血压突然增高。

(4)必须劳逸结合 应合理安排工作(劳动)的时间,注意休息,特别是工间休息,避免身体和精神过劳过累;夜晚要保证有足够的睡眠时间,以保持旺盛的精力和增强机体的抗病能力。

(5)必须注意饮食结构 日常膳食要清淡,可多吃些豆类、蔬菜、水果和鱼类等,要少食动物脂肪或含胆固醇高的食物,糖与甜食也不宜多吃。

(6)必须戒除烟酒 嗜好烟酒者应予以戒除或加以节制,因为香烟能加速动脉硬化;长期大量饮酒,也会促使动脉硬化。

（7）**必须养成定时排便的习惯**　要保持大便畅通，定时排便；排便时还须避免过度用力，以防引起血压突然增高。

（8）**必须注意防寒避暑**　应根据季节冷暖的变化做好衣着的调节，及时添减衣服，防止寒冷、高温对机体的刺激，以避免血管舒缩功能障碍、血压波动幅度剧增而发生的意外。

（9）**必须缓慢改变体位**　下蹲、弯腰和卧床、起身等体位改变幅度较大时，动作必须缓慢，特别是由蹲位改为直位时切勿过快，以防止头部一时供血不足而发生意外。

（10）**必须坚持适当体育锻炼**　应选择自己力所能及的体育运动项目，持之以恒，避免剧烈的运动或过度疲劳。

预防脑出血除应牢记"十个必须"外，还要坚持合理用药，并注意发病的规律，采取防范措施，减少脑出血的发生概率。

（李晓萍）

 29. **腔隙性脑梗死的临床表现是什么？**

并非所有的腔隙性脑梗死都出现临床症状，有时在 CT、磁共振成像或尸体解剖时偶然发现。对持续性高血压患者产生轻微的神经障碍时应想到腔隙性脑梗死的可能。临床表现较为特异的有以下五种类型——

（1）单纯运动障碍　为最常见的类型（占 2/3 病例）。产生轻偏瘫而不伴失语、感觉障碍或视野缺损。病灶多在对侧内囊或脑桥。

（2）吞咽障碍—手笨拙综合征　约占 20%。表现为中枢性面轻瘫和舌瘫，伴有发音不清、吞咽呛咳、手的精细运动欠灵、指鼻试验欠稳。病灶在脑桥基底部或内囊前肢及膝部。

（3）单纯感觉障碍　约占 10%。表现为偏身感觉异常或丧失。病灶在对侧丘脑腹后外侧核。

（4）共济失调性轻偏瘫　呈共济失调，下肢无力重于上肢，其共济失调不能完全用无力来解释。病灶多在脑桥基底部。

（5）纯感觉性异常　突起一侧面、臂、腿部感觉异常或减退，很少或不伴运动障碍。病灶在丘脑腹后核区。

一般一次发作后常在两周内恢复，但反复发作产生多发性梗死灶时，可出现假性延髓麻痹、帕金森综合征或痴呆。

（钟建国）

30. 脑梗死复发的十大诱因是什么?

脑梗死是容易复发的疾病,而且往往复发一次病情就加重一次,对病人的健康和生命构成严重威胁。复发与以下原因有关,应引起重视。

(1) 中断药物治疗　脑梗死的病理基础是脑动脉粥样硬化,在血栓消退后脑动脉硬化并未消退,脑血栓仍然可能重新形成。因此,不能中断治疗动脉硬化的药物。

(2) 降压过度　降压过度是诱发脑梗死的重要原因。因此,必须正确应用降压药。用药过程中要坚持定期测量血压,调节剂量,切不可自己随便加大剂量。

(3) 劳累过度或休息不好　劳累过度或休息不好易引起血压波动或血液动力学改变,从而诱发脑血栓。

(4) 生活不规律　道理同劳累过度一样,是导致脑梗死复发的诱因之一。

(5) 嗜烟　烟毒可损害血管内膜,并能引起小血管收缩、管腔变窄,因而容易形成血栓。

(6) 酗酒　大量饮用烈性酒,对血管有害无益。据调查,酗酒是引起脑梗死的诱因之一。

一、脑血管病

（7）**暴怒或忧郁**　情绪恶劣，尤其是暴怒或长期忧郁、焦虑，可引起血管神经调节失常，或导致脑血管收缩，是诱发脑梗死的重要诱因。

（8）**受寒**　寒冷的刺激，不仅可引起小血管收缩，还可引起血液黏稠度增加，易诱发脑梗死。

（9）**高脂肪、高热量饮食**　若连续长期摄入高脂肪、高热量饮食，可使血脂进一步增高，血液黏稠度增加，容易导致脑梗死复发。

（10）**剧烈呕吐和腹泻引起的脱水**　由于脱水可使血液黏稠度增高，因而，各种原因导致的脱水，都可以诱发脑梗死复发。病人及其家属应对此提高警惕，若出现脱水倾向应及早治疗。

患过脑梗死的病人，应避免上述诱因，平时适当参加一些体力活动，定期复查，预防该病的复发。

（石　明）

31. 心梗与脑梗为何常相随？

门诊中，心肌梗死（简称心梗）患者经抢救治疗后常会提出两个令人担心的问题：一是心梗会不会卷土重来？二是会不会伴发脑梗死（简称脑梗）？这问题绝不是杞人忧天，而是切中了要害。

对于第一个问题回答是肯定的。有心肌梗死的患者若不亡羊补牢，不坚持治疗，且不进行全方位的综合调理，那么再次心梗还会突然而来。

至于心梗病人是否会伴发脑梗，答案也是毋庸置疑的。可以说，心梗与脑梗是一对难兄难弟，常会相伴而行。人们常把心脑血管疾病放在一起相提并论，就因为它们是"哥俩好"。无论在病因、发病机制、病理基础等方面，它们都有很多相似之处。尽管心、脑的解剖位置相距很远，但心有灵犀一点通，常是心血管"咳嗽"，脑血管"鼻塞"。心脏疾病是脑血管疾病的一个重要危险因素，常是城内失火，殃及池鱼，即使无高血压病亦如此。心肌梗死很容易并发急性脑血管疾病，其中的脑梗死最常见。

为何临床上心梗与脑梗总是相随而行呢？其原因是——

1）心肌梗死与脑梗死都以动脉粥样硬化为病理基础，冠状动脉硬化的人也常有脑动脉硬化。当冠状动脉发生痉挛时，通过神经的传导、支配，不良信息亦可传递至脑动脉而致痉挛、血流淤滞、缺血少氧，形成血栓，最终归转成脑梗死。

2）当心肌缺血梗死后，心排血量减少，血压下降，血流缓慢，脑供血不足，加上此类病人往往有高脂血症,血黏稠度、凝固性较高,且动脉硬化。远因、近因均起作用,因而易形成血栓。真可谓祸不单行。

3)当心肌梗死时,心腔内会有血栓形成。血栓一旦脱落,便会随血流漂游至大脑动脉内"安家落户",堵塞血流引发脑栓塞、脑梗死。

因此,在临床上,心肌梗死和脑梗死常相随相伴而来。所以,在抢救、预防急性心梗的同时,千万别疏忽了脑梗的防治。

(刘 泉)

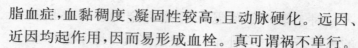

32. 脑血栓的形成及临床表现是什么?

脑血栓的形成系在脑动脉壁病变的基础上形成血栓,引起其供应的脑组织急性缺血而发生坏死。它是急性缺血性脑血管病中常见的类型。所造成梗死的范围和程度取决于血管闭塞的快慢、部位及侧支循环能提供代偿的程度。最常见的病因是脑动脉粥样硬化,常伴有高血压。高血压、高血脂或糖尿病常可加速动脉硬化的发展。其他病因有各种脑动脉炎、结缔组织疾病、先天性血管畸形、真性红细胞增多症、血压降低和血液凝固性增高等。本病的发生多在血管壁病变的基础上,当处于睡眠、失水、心力衰竭、心律失常、红细胞增多等状态下，引起血压下降、血流缓慢、血黏度增加或血凝固性异常等，从而导致血栓形成。

本病多见于 50 岁以上患有动脉硬化的中老年人，常伴有高血压、冠心病或糖尿病。男性多于女性。约 25％ 的人患病前有短暂性脑缺血发作史，部分可有头昏、头痛等。常于睡眠中或安静休息状态下发病。多数典型病例在 1～3 天内症状达到高峰。患者通常意识清晰，少数可有程度不同的意识障碍，一般生命体征无明显改变。临床上根据发病快慢及经过可分为三种类型——

1）急性型：占大多数。一般无意识障碍和头痛及呕吐等颅内高压症状。神经系统损害症状多在数小时或 1～3 天内达到高峰，以后不再发展，且由于侧支循环的建立及梗死区周围水肿的消退，症状可逐渐减轻。

2）进展型：少数经过缓慢，症状进展历时 1～2 周以上，由轻变重，直至出现对侧完全性偏瘫和意识障碍。临床经过类似颅内占位性病变者，又称类脑瘤型。

3）暴发型：占少数。症状出现快，多为颈内动脉、大脑中动脉或较大动脉主干急性血栓形成。由于大片脑缺血水肿，引起对侧松弛性偏瘫，常伴有意识障碍或很快转入昏迷。有时出现抽搐、呕吐或病灶侧脑疝形成,类似脑出血。

（李晓苹）

33. 心脑血管病患者定期预防性输液利大于弊吗?

秋冬交替季节是心脑血管疾病的高发期,此时预防性地选用银杏叶制剂(舒血宁)、丹参等血管扩张药静脉输液,可增加血容量,降低血液黏稠度,改善心脑血液循环,使症状暂时得到缓解。但是,心脑血管疾病的主要病因是高血压、高脂血症、高黏血症及动脉粥样硬化等,仅仅依靠定期输液是不能从根本上解决问题的,还会引起以下一些不良反应或加重病情。

（1）**形成新的脂质斑块** 血管扩张药的作用是让已硬化的动脉血管强行扩张,在这个过程中会对血管内膜造成损伤,损伤的血管内膜会使脂质和血小板沉积,形成新的脂质斑块,加重血管狭窄。

（2）**输液反应** 静脉输液用的液体、药品如在生产和配药过程中被污染,会造成患者发热、恶心、呕吐。

（3）**过敏反应** 血管扩张药多为中药制剂,易引发过敏反应,轻者表现为皮肤过敏,重者可因呼吸衰竭和循环衰竭危及生命。

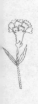

（4）急性心衰 心脑血管疾病患者由于长期动脉粥样硬化，血管阻力加大，心脏长期超负荷工作，输液会进一步加重心脏负担，引发急性心力衰竭。

专家提醒心脑血管疾病患者，不要把希望寄托在定期输血管扩张药上，要采取综合措施进行防治，如在医生指导下使用药物降低血压、血脂、血黏度，适当锻炼身体，饮食均衡合理，保持心态平衡，戒烟限酒，只有这样才能更好地防治心脑血管疾病，达到延年益寿的目的。

（钟建国）

34. 缺血性脑血管病如何用外科治疗？

脑血管病的特点 发病率高、致残率高、死亡率高和并发症多，约占总死亡人数的 20%。其中缺血性脑血管病（也称脑梗死，俗称小中风）占84%，发病后常常导致病人偏瘫失语、神志不清、大小便失禁，甚至死亡等严重后果，给家庭和社会造成极大的经济和精神负担。在成人，最常见的病因是由于长期高血脂、糖尿病和高血压等导致动脉粥样硬化，最后发生颈椎动脉的狭窄或闭塞；儿童最常见的病因是先天性脑血管狭窄或闭塞以及脑动脉炎等。此类疾病过去只能采用内科服药等保守方法治疗,总体疗效较差,而最新发展的外科治疗技术已能大大改善其预后,减轻症状,延长生命。

常见症状 可有双眼发黑、视物模糊、头痛、头昏、眩晕、失忆、言语困难、行走困难、嘴歪等症状,并可有偏瘫、偏身发麻(木)、尿便失禁、意识丧失、昏迷不醒等。

诊断方法 一旦出现上述症状,应立即去医院就诊。先经脑 CT、MRI(磁共振)检查判断是否有脑缺血或脑梗死,再经颈部 B 超、脑 CTA 或 MRA 血管成像判断是否存在脑的血管狭窄或闭塞,如果有,应考虑住院行全脑血管造影(DSA)进行确诊。

治疗方法 一旦被确诊应尽早治疗,因为它有很高的再发率和致残率。对于病变较轻微的患者,可采用传统的药物治疗方法,主要是扩张血管、抗凝和活血化淤等,以减少再次缺血的发生率,控制和减缓疾病的发展。但是,对于较为严重的病变,内科治疗的疗效不佳,这是因为 60% 的缺血性脑卒中是由严重的脑血管狭窄所致(药物难以起效),这就需要外科治疗以达到更好和持久的效果。全球医学统计资料得出的结论已证明,外科治疗缺血性脑血管病是有效的治疗方法,它包括血管内介入治疗和显微外科手术。

血管内介入 有临床症状和脑动脉狭窄超过 70％即有手术指征,方法是在狭窄血管内置入金属支架,消除或减轻血管狭窄来改善脑供血。其优点是创伤小、不开颅、治疗周期短(术后 2～3 天即可出院)。目前已有 20 年的历史,技术成熟。

显微手术 血管严重迂曲、已经闭塞等,必须采用显微外科手术如颈动脉内膜切除术、颅内-外动脉吻合术(血管搭桥)和敷贴术等,使原来狭窄闭塞的血管变通畅,以改善脑供血。

(宋冬雷)

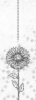

一、脑血管病

二、老年性脑老化

随着年龄的增长，大脑可在组织形态学和神经生化方面发生一系列变化。这种变化必然造成脑功能的衰退，这是脑老化的基础。最典型的神经系统退变性疾病有阿尔茨海默病（老年性痴呆症）和帕金森病。

目前，我国有老年性痴呆症患者600万之多，而且每年平均有30万新发病例。相关调查显示，近年来，老年人中痴呆症的患病率明显升高，已成为仅次于心脏病、癌症、脑卒中的第四大导致死亡的原因。

据世界帕金森病研究协会的资料显示，随着世界各国的老龄化趋势，帕金森病患病人数逐年增多，发病的概率随年龄的增长而增加，每 10 万人中的患病人数为 200 人，60 岁以上人群的患病率约为 1‰。全球帕金森病患者超过 400 万，在我国 55 岁以上的人群中，患病人数有 200 万，成为严重危及中老年人健康的"沉默杀手"。

1. 健康长寿为何要从脑做起？

人的大脑约有 140 亿个脑神经细胞,成年后会逐渐减少,大约每年减少 876 万个,若按一个人活100 岁算,那么,他一生也只减少不到 10 亿个脑神经细胞,约占全部大脑细胞的 1/14。但是,脑细胞遵循着"用进废退"的规律。据日本科学家报道,经常用脑的人到了六七十岁,其思维能力仍像 30 岁时那样灵敏;相反,那些三四十岁就不愿意动脑子的人,脑细胞会加速老化。英国专家用超声波探测到,勤动脑者的血管处于扩张状态,血液供应丰富,衰老明显推迟。看来,生命在于运动,不仅指身体运动,还应包括脑部运动,只有经常勤奋用脑,脑细胞才能增强活力,使衰老的速度减慢。

健康长寿,从脑做起。养生的核心是养神,养神的关键是养脑,因此,要做到以下几点——

(1) 多做运动,多动口腔 锻炼身体能够改善大脑的供血情况。经常锻炼的人,其思维会变得更加敏捷,使人的注意力更加集中。对于大脑功能开始衰退的老年人来讲,锻炼对改善其大脑功能的作用更加明显。口腔是距大脑最近的器官之一。因此,多讲话、多咀嚼、多叩齿、多漱口,都有增强大脑潜在功能的作用。

（2）淡泊宁静，自我减压　"非淡泊无以明志，非宁静无以致远"。不要思虑过度，耗气伤精，拼命自我加压。因为生活在太多压力之下会伤害自己的大脑与身体。最近有研究显示，压力激素还会使大脑萎缩。

（3）保精养血，合理饮食　多吃核桃、黑芝麻、花生、豆制品、玉米、小米、大枣、南瓜子、蜂蜜、鱼类（特别是鳗鱼）、乳类，以及新鲜蔬菜、水果等食品，保证大脑营养物质丰富，不出现缺血、缺氧等情况。常喝绿茶能对大脑细胞起保护作用。最重要的是切忌长期饱食。否则大脑内生长因子增加，从而导致脑血管硬化、管腔变窄，导致供给大脑的氧和营养物质相应减少；而大脑长期处于缺血、缺氧状态，就会促使人的记忆力下降，导致思维缓慢，注意力不集中，从而出现大脑早衰现象，并最终使人反应迟钝。

（4）善于用脑，多加思考　对新生事物、新兴学科都应以探索、思考的心态去接近，这样势必有益于强化思维的原动力。并要勤读书报、练习写作，参加弈棋打牌、制谜猜谜等活动，使脑血管经常处于舒张状态，脑细胞得到良好营养，从而增强脑功能。要博学强记，博学可以增强记忆，强记又可促

二、老年性脑老化

进博学,两者相辅相成。通过学外语、学电脑、背诵诗歌等形式锻炼大脑,这样就可以大大延缓大脑细胞的衰老进程。

(5) **多动手指,多按摩头**　俗话说,"十指连心"、"心灵手巧",是有一定道理的。手指功能的技巧锻炼可促进思维、健脑益智,弹琴、编织、书法、玩魔方、玩游戏机、打算盘等都是益智健脑的好方法,手和脑并用,对健脑无疑是有益的。通过活动手指,给脑细胞以强度刺激,就能延缓脑细胞的退化。头部按摩则可促进大脑血循环,延缓大脑衰老,从而获得长寿。

(6) **与人交往,充实生活**　老年人应走出家庭小天地,与社会接触,与亲朋好友沟通、交谈、交往,给大脑带来一系列的新信息,提供、补充新的"营养",促进大脑的感知力和思考力,使大脑在欢悦的状态下活动,也使自己的生活更趋于完善和充实。而深居简出、生活单调、无所用心的人,往往智力衰退很快。

(7) **偶尔发呆,让脑休息**　发呆是一种专注的无意识。它可以帮助人们减轻疲劳,对大脑来说,是很好的休息。处在这种状态下的人们会突然不愿意思考,使自己停滞在一个安静的氛围里,忘却一切。会发呆的人,觉得发呆是一种享受,因为发呆的时候可以放开所有,不再烦恼和忧愁,整个空间都是属于自己的。

(毛颂赞)

2. 如何预防脑老化?

人一上年纪以后,生活上常常丢三落四,甚至老花眼镜挂在颈项还会到处找。尤其是最近的一些事情回忆不起来,医学上叫做近事记忆障碍,这就意味着脑老化开始。

脑老化是可以通过科学仪器早期发现的。例如,头颅CT可显示脑室老化扩大、脑萎缩。脑子的解剖部位与智能程度相关,如果脑部萎缩发生在额叶、颞叶及顶叶,那么会出现认知功能下降,近事记忆障碍,严重的还有智能丧失、大小便失禁等行为异常。这就是老年人很担心的痴呆症了。

脑萎缩不等于就是痴呆,智能减退 1～3 年之后,出现近事记忆减退,5～8 年后智能全面崩溃。那么,是什么原因促使智能脑老化的呢?随着年龄的增加,大脑皮质发生了神经胶原纤维的缠结,并有褐色素老年斑的沉淀,甚至有淀粉样变。这种病理学的改变,早在 1907 年被一位叫阿尔茨海默的学者发现,至今以"阿尔茨海默"命名,成为老年性痴呆症的主要病因。除此之外,老年人高血压、高血脂、高血糖发病率升高,动脉粥样硬化的结果是并发出血性和(或)缺血性脑卒中,尤其是多发性脑梗死,长期这样,导致大脑白质消失而形成脑萎缩。有时候一个老年人身上同时有两种病因,即神经元的退化性变性和血管阻塞。

那么,哪些是脑老化的风险因素呢? 经社会调查发现与文化程度有关,文盲老人痴呆症的发生率为 43.13%,大学文化程度者为 4.63%,肥胖、糖尿病、颈动脉粥样斑块、高血压、一过性脑灌注不足等均是风险因素。近年来专家学者们已认识到,脑老化与家族史、基因遗传有关。那么,我们该如何来防治脑老化呢? 专家认为,可以从以下几方面着手——

1) 改善脑功能,包括多用脑。

2) 银杏叶具有改变神经元的传递信息能力,还有改变血液流变性能。

3) 松果体退黑素也已被认可,市售的美拉妥宁不仅能改善时差、睡眠,还能保护脑功能。

4) 深海鱼油也可以防治动脉粥样硬化,改善记忆力。除此以外,有抑郁症的老人需要合理疏导,老年妇女的雌激素水平下降,与痴呆症的发生也有关系,因此,应在医生指导下补充激素。

(杨蕊敏)

3. 大脑有几怕?

　　大脑是人体最重要的器官之一,但脑细胞比较脆弱,容易损伤和死亡。一旦细胞变性死亡,轻则相应的功能丧失,重则残废死亡。大脑虽深居颅腔,但易受内外环境的影响而威胁其生存质量。研究发现大脑平时有"七怕"。

　　一怕嗜烟　香烟中的尼古丁可致脑血管收缩、痉挛,久之会出现动脉硬化而供血不足。脑缺血致脑细胞营养不足,影响功能,常年吸烟致脑细胞变性、脑萎缩。嗜烟者大都容易遗忘,易患老年性痴呆症。

　　二怕贪杯　贪杯易伤脑,酒中的乙醇极易透过血脑屏障而至大脑。少量酒精对大脑起兴奋作用,长期酗酒则可抑制大脑兴奋并可致中毒。大量狂饮甚至抑制生命中枢,亦可诱发脑卒中。常饮酒者的脑血管意外比不饮酒者高两倍。长期酗酒可损害额叶、边缘系统而致神经障碍。

　　三怕饱食　饱食会早衰。研究表明,长期饱

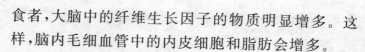

食者,大脑中的纤维生长因子的物质明显增多。这样,脑内毛细血管中的内皮细胞和脂肪会增多。

四怕疲劳　虽然大脑的潜能巨大,但甚怕疲劳。长期疲劳必伤脑。伤脑的典型症状是神经衰弱、疲劳综合征、脑功能大大减退、工作效率明显降低。脑疲劳的原因大多是:用脑过度、睡眠太少。故平时要劳逸结合,科学用脑。

五怕孤寂　沉默寡言、孤芳自赏的人对大脑不利。寡言少语不爱社交的人大脑得不到应有的良性兴奋,语言、听、视等中枢得不到锻炼,大脑的逻辑思维功能受影响,长久下去即会迟钝、痴呆。

六怕懒惰　不读书、不看报、不思考、少活动的人,智能得不到实践、积累,会导致智力低下、愚昧无知。故老年人的大脑尤要使用,使脑细胞常处于有益的兴奋状态下,才会敏捷灵活,才会保存记忆。

七怕偏食　大脑喜杂食忌偏食。因为大脑功能复杂、任重道远,故需丰富的营养。脂类对聪明有帮助,蛋白质可提高智力,糖类可维系大脑活动的活力,矿物质可调节大脑的生理功能。所以,大脑喜欢吃得杂,但不宜多吃。

（刘泉开）

4. 中老年人怎样预防脑衰老?

中年人处于更年期阶段,身体逐渐发胖,体质逐渐衰退,抵抗力有所下降,疾病有所增多,记忆力有逐渐减退的趋势。因此,从中年开始就要预防老年性痴呆症的过早发生——

(1)精神调养 要避免精神刺激。调节情志,保养肾气。过度的精神刺激,如大怒、忧伤等,对人脑的组织功能是一大危害。保持乐观的情绪,保持心理平衡,避免偏激、固执等心理偏差的产生,保证心理反应适度。要采取积极的生活方式,勤于用脑再学习,不断接受新事物,参加社会活动,助人为乐,培养有益的兴趣和爱好,如练习琴棋书画等,勤动手,多用脑,均能陶冶情操、增进生活情趣、调剂精神生活、改善心理环境、延缓大脑老化的发生。

(2)起居调养 生活要有规律,睡眠要充足,看电视要节制,不要时间过长。居室空间要宽敞、安静、整洁。温度、湿度适宜。讲究卫生,衣着适时,顺应气候变化,性生活要适度。

注意劳逸结合。合理安排好工作与休息,避免过度疲劳,保证充足的睡眠,参加适当的体育锻炼,增强体质,有助于预防脑衰老。

二、老年性脑老化

73

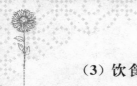

（3）饮食调养 合理调配饮食，做到"三高"、"四低"。三高即高蛋白质、高维生素、高纤维素；四低即低胆固醇、低脂肪、低糖、低盐。饮食品种多样化，定时定量，少量多餐。平时多吃易于消化又富于营养的食物，多吃蔬菜、水果。

（4）运动调养 选择适当的运动项目，如气功、太极拳等，循序渐进，适可而止，切忌过猛过劳，坚持锻炼，持之以恒。

（5）环境调养 生活环境宁静恬淡，家庭环境乐观和谐，子女亲友经常向老人问寒问暖，了解老年人的想法，使老年人尽享天伦之乐，对于预防老年性痴呆症也有积极的作用。

（6）积极预防和治疗各种导致脑供血不足或脑循环障碍的疾病 要积极预防和治疗高血压病、高脂血症、糖尿病、动脉硬化及脑血栓等疾病，防止脑外伤、中毒，避免发生脑供血不足或脑循环障碍。

除此之外，早期诊断老年性痴呆症的意义重大。这是因为本病到了中晚期，病情的发展往往是不可逆的。但是，早期发现痴呆症，对症治疗，加强患者身体功能的代偿能力，可以减轻症状、延缓脑衰老，在某种程度上阻止了病情的发展。

老年性痴呆症是衰老过程的加速，目前尚缺乏特殊的病因治疗措施。西医采用药物治疗，虽然在

一定程度上可以改善大脑循环及氧合作用，并补充营养，可以改善临床症状，但尚无明确的疗效。实践证明，治疗老年性痴呆症，采用自然疗法很有裨益，如传统的食疗、药膳、药茶、太极拳、气功、针刺、耳针、心理、起居、娱乐等疗法，往往对老年性痴呆症有一定的预防和治疗作用。

（陈清山）

5. 冬季如何养脑护脑？

　　脑是人体最精密、最高级的器官，是智力、智慧的物质基础，人的运动、感觉、记忆等都是由于脑的作用，与精神活动、情感、思维等更是密切相关，要保证大脑发挥正常的功能，养脑护脑尤为重要。

　　冬季寒冷会诱发很多疾病的发生，气温骤降，使外周的血管收缩，血管阻力及血压上升，心脑负担加重，脑出血的机会大大增加。寒冷的刺激能使血液中的纤维蛋白原升高，导致血液黏稠度增加，容易形成凝血块，引发缺血性脑卒中发作。同时，冬季活动减少，空气干燥，饮水少，血液黏稠，血流减慢，使脑局部灌注不良；室内缺少通风，加剧了脑缺氧，使脑血管病发生率增加；同时，也可使其他慢

二、老年性脑老化

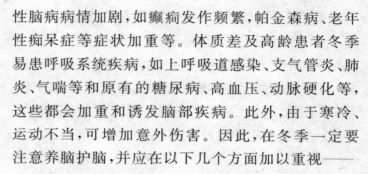

性脑病病情加剧,如癫痫发作频繁,帕金森病、老年性痴呆症等症状加重等。体质差及高龄患者冬季易患呼吸系统疾病,如上呼吸道感染、支气管炎、肺炎、气喘等和原有的糖尿病、高血压、动脉硬化等,这些都会加重和诱发脑部疾病。此外,由于寒冷、运动不当,可增加意外伤害。因此,在冬季一定要注意养脑护脑,并应在以下几个方面加以重视——

(1)注意保暖 外出时要穿暖和些,戴上帽子手套,避免受到寒冷的刺激。室内相对暖和,应适当减少衣服。室内外温差不宜过大。如果温差过大,人在骤冷骤热的环境下,容易引起脑部血管收缩和舒张功能失调,易诱发脑血管意外。室内应保持一定的湿度,并保持通气。长时间的门窗紧闭容易导致室内严重缺氧及细菌病毒大量繁殖。

(2)合理饮食 寒冬时节,气候干燥,人体消耗水分增多,饮水量相对不足,容易造成体内缺水,因此,要多饮水和多食蔬菜、水果,以补充水分与维生素,吃一些产热量高和营养丰富的食物,如瘦肉、鸡、鱼、乳类及豆制品,少吃油腻食物,禁烟酒,膳食总体上要低盐、低脂肪、低胆固醇,常吃新鲜蔬菜,对降低和稳定血压也有好处。

(3)适当运动 应参加一些户外锻炼,以增强体质和耐寒能力,但必须根据自己的身体条件而定,最好不要做那些剧烈运动。如果要做剧烈运动,那么在运动前一定要充分活动开自己的身体,免得身体因为承受不了这种剧烈变化而受到伤害。冬季锻炼不应太早。阳光充足、天气暖和的上午 10 时至下午 3 时才是冬季户外锻炼的黄金时段。

（4）规范用药　有慢性脑病或高血压病人应在医生指导下,坚持正确规范地服药,高血压患者用降压药使血压保持在较理想的水平;糖尿病患者应将血糖控制在理想的水平,这些都有利于减少脑血管病的发生。其他一些须长期服药的脑病患者都应在医生指导下按时、按量规范用药,以更好地控制脑病发作,保护脑功能。

（5）心情愉快　冬季外出活动减少,长时间呆在室内尤其是老年人打麻将、过度疲劳、极度愤怒或紧张都可诱发脑卒中。中青年白领也需注意,近年来中青年脑血管意外发生率明显增高,因此,要注意保持乐观愉快的心情,倡导健康的休闲方式,切忌过劳、狂喜、暴怒、忧郁、悲伤、恐惧和受惊。

（赵永波）

二、老年牲脑老化

6. "地不平"和"脑无力"有关吗？

走路不稳，东摇西晃，深一脚浅一脚，被谑称为"地不平"，除了明显的腿脚疾患，这种状态大多是大脑的问题。特别是三种异常步态与大脑的问题——痴呆症关系密切：一是"半麻痹型步态"，特征是走路时腿以半圆形向外摆动；二是"前突型步态"，特点是短步前行，脚几乎不离地；三是"摇摆步态"，也就是说走路时左摇右摆，平衡性很差。人老了，或者发生血管性疾病，脑子和腿脚之间的"通信线路"就会发生毛病，变得迟滞甚至短路。结果就是大脑的指令不能及时下达到腿脚，腿脚的感觉也不能及时上传到大脑。眼睛看见前面或侧面有个小坑，大脑指令腿脚避开，腿脚因为不能准确及时接受命令，结果会走了进去——这就是腿不从心。

医学研究认为，这种现象的原因主要是"脑无力"，大脑的力量不足以驾驭肢体。这样的病人往往体内输送给大脑的血液越来越少，使大脑得不到维持思维运转所需的足够营养。人老先老腿，也是这个道理，老年人腿部感觉向大脑的传递及大脑向腿部发出的指令，其准确性和速度都明显下降。这里说的脑无力，是说大脑的生理能力明显衰弱，并不是像肌无力一样是疾病名称，也不是寻常所说的思维能力强弱，它是一种纯生理现象。

那么，怎样知道自己脑力的强弱呢？有一个简单的检验方法，那就是闭着眼睛"金鸡独立"。据资料介绍，如果可以"金鸡独立"20秒钟以上，对于40岁以下的人来说就是脑力合格的，对于40岁以上的人来说，那脑力就是很棒的。"金鸡独立"需要平衡，而身体的平衡主要得力于大脑的反应能力，也就是信息接收与指令传达能力。因此，经常有意识地锻炼"金鸡独立"，对于增强脑力无疑是有帮助的，可以避免且至少可以推迟老年人患上痴呆症的时间。年龄较大或身体协调平衡性差的人，刚锻炼可能比较困难，可以先让一只脚尖触地，但意念要集中到另一只脚上，那脚尖只是防备失衡跌倒时予以支撑，像童车的悬空轮一样。

 7. 老年性痴呆症发病分几个阶段？

老年性痴呆症也叫阿尔茨海默病，是一种影响人的记忆、推理和交流能力的脑部疾病。一般从年龄上划分，本病指的是65岁以后发生的痴呆症，故又称为"晚发性老年性痴呆症"或"阿尔茨海默型老

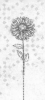

年性痴呆症"。本病是导致痴呆－记忆力减退并伴有其他思维功能异常的最常见原因。过去人们认为痴呆是衰老的结果，而且是随着人的老化而出现的一种正常现象。然而，现在已经清楚地了解到老年性痴呆症和其他一些类型的痴呆并不是正常的衰老现象。由于脑内神经细胞是控制人体功能的"指挥部"，负责正常的思想、记忆、行为和精神，老年性痴呆症病人脑神经细胞丢失，导致神经和精神功能的逐渐退化，最终可能影响日常生活和活动。

老年性痴呆症起病隐匿，表现为持续的进行性智能衰退、高级认知功能相继丧失，以及行为和神经系统功能障碍。其发生的次序是：早期记忆减退，尤其是近期记忆障碍常为首发症状，视觉空间和语言障碍、人格和社交活动相对完整；继之失语、失认、失用，认知功能明显衰退，人格和行为有障碍；晚期才出现运动障碍。根据其特殊的临床演变过程，临床上可分为三个阶段——

第一阶段（病期 1～3 年） 记忆力障碍几乎是本病的首发症状，尤其是近期记忆障碍，而远期记忆相对保留。表现为对当前的事瞬间就忘，同一问题无论向他说几遍，也会立即忘记，学习新知识困难。虽能做熟悉的工作，但对任何新的要求都暴露

出能力不足,而对10多年甚至几十年前的事却记得清清楚楚。空间和时间定向障碍,常将物品碰倒,在熟悉的环境中迷路,不知季节,不知白天夜晚。谈话中常出现找词困难、命名困难等。情感淡漠和多疑也常为早期症状。

第二阶段(病期 2～10 年) 失语、失用、失认及其他认知缺损时时出现。表现为说话东拉西扯,难以理解其意思,交谈能力下降,甚至不能交谈。已熟练掌握的技能(如骑车、游泳)丧失,严重者不会使用任何工具,甚至不会持筷或用勺吃饭。不认识亲人、同事,甚至不认识自己,坐在镜子前与镜子中的自己说话,问:"你是谁?"购物不会算账甚至算错账,严重的连简单的加减法也不会算。对周围发生的事漠不关心。过度活动,不安,如无目的地在室内来回走动、半夜起床、到处乱摸、开门、关门、搬东西等,偶有大小便失禁。头颅计算机体层摄影(CT)检查正常,或有脑室扩大、脑沟变宽。

第三阶段(病期 5～12 年) 各种智能严重衰退。出现明显的运动障碍,甚至瘫痪、卧床不起、四肢强直或屈曲姿势。仅能发出不可理解的声音,终至缄默。大小便失禁。脑电图示弥漫性慢波。头颅 CT 示脑室扩大和脑沟增宽。

认识老年性痴呆症,可以更好地预防、发现和及时治疗它,以改善患者的生存质量。

(陈清山)

 8. 家属该怎样护理老年性痴呆症患者?

护理痴呆老人是一项艰巨甚至是苦恼的工作,需要付出极大的耐心和毅力。因此,家里有老年性痴呆症患者的家庭,要做好长期护理的思想准备。具体应从以下几个方面来照顾——

(1)注意安全,防止走失 老人一旦患了痴呆症,容易走失或出意外,应在衣服上缝一个有姓名、年龄、家庭地址、联系电话等的小包,最好小包内还能放上适当的钱,写上一些感谢的话……这样,一旦走失了,有人发现的话,容易与子女进行联系。老年性痴呆症患者不宜单独居住,应有年轻人照顾,以防在家里发生意外,如煮饭烫伤、摔伤或者打碎东西划伤等。同时,家里的暖水瓶、电插座、刀、剪刀、玻璃器皿及火源等都应进行适当的管理,可放在隐蔽、不易拿取处,必要时可以上锁。

(2)进行有效补偿护理 就是将日常生活中老人能做到的事,尽量给予充足的时间让其独立完成,如沐浴、更衣、保暖、进食及大小便等,必要情况

下提示或示范，以免自理能力过早退化。同时，注意尊重老人的生活习惯，不要过多指责，以免伤害老人的自尊心。这是因为老人在失去自我照顾和保护能力后，需要一种有效的心理补偿。

（3）注意日常生活细节　家庭布置可根据老人的特点做些适当的改变，老人需要的光线强度是 20 岁年轻人的 3 倍，因此在家中应为老人提供足够的光线和照明。同时，室内温、湿度要适宜，空气新鲜，减少致病的微生物。家具应简单化，不要经常更换位置，用鲜明、悦目、暖色对卧室、厨房和卫生间做出标志，便于老人识别。大型的日历、挂钟可促进老人对时间的定向感。在食物方面，适当多食一些核桃、芝麻、莲子、黄花菜、花生、大枣、葡萄、山楂、鱼等有利于大脑健康的食品。

（杨连君）

 9. 真假痴呆如何辨？

　　成年人的痴呆类别并非人们想象的那么简单。首先要辨析出真性痴呆还是假性痴呆。真性痴呆有确切的脑器质性改变，其起病由于各种有害因素使脑部神经细胞的结构受到损害，智力全面减退。

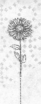

临床上又可分为急性和慢性两类。急性痴呆是继脑外伤、中毒、急性感染、缺氧等因素引起脑部充血、坏死之后出现的各种智能缺损。一般起病较急，伴有意识障碍及神经系统阳性体征，意识清晰后可出现明显的智能障碍，经过一定康复期后，智力可获得改善。慢性痴呆则智力往往是不可逆地呈进行性恶化，大多见于老年人，其起病缓慢，有时需经数年才被人察觉，主要症状为进行性定向、记忆理解、计算学习能力的障碍。患者早期有性格改变，对心理刺激反应不强烈，病情呈进行性发展，可有小便失禁及持续的神经系统阳性体征，以近事记忆丧失为主，表现为对新发生的事易忘，如中午忘记早饭吃什么、家里客人刚走就忘记，以后逐步发展到不识住址、家人，学习与工作困难，甚至生活不能自理。脑电图和脑 CT 等有异常发现。常见于老年性痴呆症（脑萎缩）、血管性痴呆症（多发性梗死性血管性痴呆症）、梅毒所致痴呆症等。虽然部分血管性痴呆症可有波动性病程，病情时好时坏，但趋势仍为进行性恶化。

假性痴呆属于功能性精神障碍，常发生于有心理因素诱发的精神障碍。以癔症多见，一般认为属功能性疾病，无明显脑器质性的病变。从发生和症状来看，假性痴呆有较明显的心理因素，发病突然，

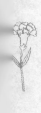

起病日期确切，无脑损害依据，病人有强烈的痛苦感觉，与其智能损害程度不相平行，与平时行为充满矛盾，如能完成较复杂的计算却不能运算简单加减。一旦心理因素得到缓解，假性痴呆随即消失。

除有心理因素所致假性痴呆外，在临床上经常混淆的是抑郁所致的假性痴呆。例如老年人患严重的抑郁症时，由于兴趣丧失而表现呆滞、联想困难。其鉴别可从几方面考虑：①以往可有过抑郁或者躁狂发作史。②抑郁发病较快，进展迅速，常常在几天或几周内，而真性痴呆者发病缓慢。③有突出的抑郁情绪，自我评价降低，有贫穷、虚无等妄想，还可伴有早醒、晨重夜轻、刻板自伤等。④其智能障碍常限于学习能力下降，但能掌握大量知识，近事记忆无明显损害，无明显的认知功能障碍，神经系阳性体征不明显，脑电图和脑 CT 显示正常。对貌似痴呆的抑郁症病例，应给予抗抑郁剂治疗，可对抑郁症状取得明显的治疗效果。

另外，要特别说明的是，大多数老年人随着年龄增长，会逐步感到自己记忆力下降，经常会见到熟人叫不出名字，或家中东西常忘记放在哪里，需事后认真回忆才想起来等等，从而担心是否患了痴呆症。其实此类情况大多属于良性记忆力下降，其发病机制可能与老年期脑动脉硬化及脑功能老年性退化有关，不必为此紧张，一般不会演变成老年性痴呆症。其症状特点一般为：记忆力下降但不呈进行性恶化；记忆不全，大多属远事记忆不全，仅为部分暂时性的缺损，事后即可恢复；近事记忆和即刻记忆良好；其他思维、逻辑推理、判断理解及学习能力均不受影响。如服用改善脑功能药物及改善脑血管药物，可使记忆力有所好转。

（袁伟君）

10. 健忘与痴呆是一回事吗？

健忘是指人的记忆力减退，是人体智能活动障碍的一种表现。表现为近期或远期记忆减退、易忘事、注意力不集中，严重者不认识家人、不认得自家门等。

记忆力减退恐怕是每个人都不可避免的，一般起自四五十岁左右，老年性记忆力减退是最常见的机体障碍之一。

人到老年，身体各个系统的器官功能逐渐减退。由于神经系统，尤其是大脑在机体的各种活动中占主导地位，因此，脑的老化对机体的衰老起着重要作用。

　　脑的老化像人一定会衰老一样，是不可改变的客观规律。脑老化症状中最常见的是健忘。主要表现为外界信息输入后，感觉登记持续时间缩短，即印象不深，一旦转入储存，则短时间保存尚可，而长时间保存明显减退。情绪改变比较明显，如抑郁感，这与生活经历有关，经常感叹"夕阳无限好，只是近黄昏"。还会出现行为异常，所谓"老人变小孩"，就像《射雕英雄传》中的"老顽童"周伯通，以及多疑、孤独、嫉妒或易激动等。

　　经常听见有人抱怨家里的老人患了老年性痴呆症，仔细询问一下症状，才知道许多人把老年性健忘与痴呆混为一谈。其实，健忘与痴呆不完全相同，但又有互相联系，应该搞清楚，免得让老人误戴上"痴呆症"的帽子，增加不必要的思想负担。

　　人到老年以后，大脑容易发生器质性的智能衰退，从而出现健忘的症状，比如常常忘记物品放在何处，难以记住客人的姓名、住址、电话，往往需要借助于笔记。但是，一般是不会影响自己生活的。健忘的老人不仅能料理自己的生活甚至还能照顾家人。健忘的老人尽管记忆力下降，但对重大事件的认识能力基本上不减。因此，健忘是老年人生理变化的一种表现。而老年性痴呆症则属于病理性的，又称老年性精神病。老年性痴呆症患者，开始仅有动作笨拙,常自言自语。随着病情的发展,痴呆表现就会越来越严重,如说话时口语不清,条理颠倒;记忆显著减退,前说后忘,有时连自己的姓名、年龄都说不清楚;外出时甚至忘记自己的住处而不能回家。病情后期,则完全呈现痴呆状态,行动迟钝,精神萎靡,终日不言语,或答非所问,语无伦次,大小便不能自理,需要人们的精心护理。

美国联邦早老性痴呆症研究中心的研究人员发现,有许多老年性健忘患者不久便会发展为早老性痴呆症。每年大约有 15％ 的进行性记忆力损害的病人会转化为症状明显的早老性痴呆者。

（王丽丽）

11. 哪些人易患老年性痴呆症?

人到老年,记忆力总是在不断减退,于是,一些60多岁的人一旦出现记忆力减退,就担心是否会得老年性痴呆症。有关专家研究发现,下列一些人群比较容易罹患老年性痴呆症——

（1）**高龄者** 老年性痴呆症,顾名思义是发生在老年期的一种大脑智能进行性减退的器质性疾病。有资料表明,在 60 岁以上的老年人中,痴呆症

的发病率占 5%,80 岁以上则高达 20%。当然,50
多岁甚至 40 多岁的人也并非绝对不会得此病(此
时叫"早老性痴呆症"),不过,该年龄段的发病率毕
竟是非常低的。

(2)患有脑部疾病者 例如罹患帕金森病、脑
肿瘤、脑炎等脑部器质性疾病,都是患老年性痴呆
症的高危因素。此外,高血压、脑动脉硬化、多发性
脑梗等,也是血管性痴呆症(老年性痴呆症的一种
类型)的高危因素。

(3)严重脑外伤者 偶尔一次的轻度脑震荡,
不至于会引起外伤性痴呆,但是,如果是严重的颅
脑外伤(例如车祸所致颅底骨折、较长时间昏迷
等),会使脑细胞受损,从而导致记忆力减退、智力
受损而出现痴呆症。

(4)煤气中毒者 也就是一氧化碳中毒者。如
果中毒程度轻,发现早,抢救及时,甚至患者还未发
生昏迷时即得救,那就未必会导致以后发生痴呆
症;如果中毒程度深、患者昏迷时间长,导致脑细胞
缺氧时间过长,那么即使大难不死,苏醒后发生痴
呆症的概率仍是比较高的。

(5)酒精依赖者 少量饮酒或逢场作戏小酌一
杯,对大脑损害还不大;假如长期饮酒,甚至已经成
为酒精依赖者,每天离不开酒,甚至以酒代茶,那么

久而久之,酒精就会对脑细胞形成不可逆的损害,最终造成酒精性痴呆症。

(6)独居老人 老人丧偶或独居,加上性格内向,不善于和人接触交流,长期处于孤独、寂寞、与外界几乎没有交流的封闭环境中,是很容易罹患老年性痴呆症的。所以,退休老人不能长期闭门自守,要走出家门,与他人尤其是与年轻人打交道,从他们身上获得蓬勃的朝气,使自己的心理年轻起来。

(7)不良嗜好者 例如吸烟、酗酒、饮食不当、缺乏运动等不良习惯,都容易导致高血压、高血脂、糖尿病、冠心病、脑动脉硬化等疾病产生,天长日久,就会损害脑功能,引起痴呆症的发生。

所以,要预防老年性痴呆症,就得从中青年时期做起,科学用膳,加强锻炼,戒除不良嗜好,坚持科学健康的生活方式,做到有病早治、无病预防,这样就能降低老年性痴呆症的发病率,提高晚年的生活质量。

(陈 斌)

 12. **40岁以下的年轻人会患老年性痴呆症吗?**

"我忙起来会想不起自己上顿饭是什么时候吃

的。东西一转身就忘记放哪里了,这会不会是老年性痴呆症提前到来啊?"一位年近30岁的男士看了老年性痴呆症的初期症状说明后很紧张。

对此,专家解释说,这是"假性痴呆前兆"。虽然近年来痴呆症有年龄下降的趋势,但40岁以下的年轻人患此病的概率相当小。就算有家族遗传史的,也往往要到40多岁发病。年轻人出现这些症状,可能和工作压力大、连续工作时间长、身心疲倦、睡眠不良有关,出现短时期的记忆力下降是正常的。

老年性痴呆症最常见的有两种:一种为血管性痴呆症,这种类型的痴呆症多为血管病变所导致,药物治疗后,大部分的症状可获得改善;另一种为脑神经细胞退化性的痴呆症,这种痴呆症,在医学上称之为"阿尔茨海默病",对此类患者,目前尚无特效药可治,但可在其脑神经细胞未退化前加以预防。

简单有效的运动 下面有三种运动能延缓脑神经细胞的退化,预防阿尔茨海默型的老年性痴呆症——

1) 每天清晨及傍晚在空气清新的地方快步走1小时,快步走可以运动腰下部的紧张肌,提高摄氧量,有助于刺激脑细胞,防止脑细胞退化,对老年性痴呆症的预防,有理想的效果。

二、老年性脑老化

2）经常做手指动作的头脑体操和细致家务活，如手工艺、雕刻、制图、剪纸、打字，以及用手指弹奏乐器等，能使大脑血液流动面扩大，促进血液循环，并且有效按摩大脑，能帮助大脑活泼化，预防痴呆。

3）用手指旋转钢球或胡桃，或用双手伸展握拳运动。经常做上述运动，可刺激大脑皮质神经，促进血液循环良好，增进脑力灵活性，延缓脑神经细胞老化，可预防痴呆。

（杨倍霞）

13. 婴儿也有痴呆症吗？

现在，人们对于老年性痴呆症已经很了解了，但他们不知道痴呆并非是老年人的专利，因为即使是婴儿，也会罹患痴呆症。婴儿痴呆症首先由赫勒（Heller）于 1908 年提出，故又称 Heller 病。这种病的特点是 3～4 岁以前发育正常，以后逐渐丧失语言能力和病前已获得的各种能力，最后发展成痴呆。病程初期，患儿表现出一种很难说得清楚的精神病态，然后出现倔犟、易激惹、焦虑、多动，数月后才发展为说话能力丧失，对语言的理解能力和智力也逐渐减退，对事物的兴趣逐渐消失，出现刻板行为和装相。但是,面部仍保持着聪慧的表情和对别人的正常关系。

因此,家长并不是很容易接受医生所做的痴呆症诊断,而别人却认为患儿是"聪明面孔笨肚肠"。除少数患儿在罹患麻疹、脑炎或其他脑器质性疾病之后发生痴呆外,多数病人在生前很难找到神经系统体征。在尸体解剖时可见到大脑皮质有退行性变化,脑白质的营养不良和神经节细胞弥漫性脂肪变性。本病预后不乐观。病程后期,患儿处于丧失语言和精神衰退状态。

 ## 14. 有哪些非药物疗法可防治老年性痴呆症?

老年性痴呆症的预防要从中年开始做起,而且老年性痴呆症如在痴呆前期或轻型痴呆期被发现,并采取相应措施,持之以恒地做下去,是完全可以控制其发展的,且可以使其在一定程度上向好的方向转化。

(1)避免过度饱食 研究发现,患老年性痴呆症的老人在壮年时就食欲旺盛,晚饭吃得过饱。专家指出,如果长期饱食的话,势必导致脑动脉硬化,出现大脑早衰和智力减退等现象。

（2）**体育锻炼** 手的运动更为重要，常做一些复杂精巧的手工活会促进脑的活力，如做菜、写日记、弹奏乐器、画画等都有预防痴呆症的效果。运动可促进神经生长素的产生，预防大脑退化。

（3）**多用脑** 对事物常保持高度的兴趣及好奇心，可以增加人的注意力，防止记忆力减退。要积极用脑，预防脑力衰退。

（4）**积极戒烟** 近年来不少学者研究证实，吸烟是导致现代老年性痴呆症发病率增高的高危因素。常年吸烟者的脑组织呈现不同程度的萎缩，易患老年性痴呆症。因此，积极戒烟有望降低老年性痴呆症的发病率。

（5）**灸法预防** 灸法可扶阳化淤。每次灸五壮，有补肾填精助阳、防止衰老和预防痴呆症的效果。

（6）**嚼口香糖** 大脑中海马细胞的功能衰退，是老年人记忆力下降的生理学原因。一项研究显示，咀嚼能预防老年人记忆力衰退。因此，研究者认为常嚼口香糖是一种不增加进食量，又能刺激海马细胞，预防老年性痴呆症的好方法。

（7）**气功疗法** 现代研究发现，气功可协调大脑两半球的功能，调整自主神经功能，增进智慧。

（8）**按摩疗法** 按摩健脑就是运用手掌、手指或简单器械，在体表一定的部位，施以不同手法的按揉,使经脉宣通、气血调和,达到醒脑安神、通利开窍、增进智力的目的。但是,应在专业医师指导下进行。

(9)心理疗法 医护人员和亲属都要关心爱护患者,在对话时要和颜悦色,避免使用呆傻、愚笨等词语。同时,要根据不同患者的心理特征,采用安慰、鼓励、暗示等方法,给予开导。

(10)光疗法 英国一家养老院的医生在研究中发现,两周内坚持每天早上接受两个小时亮光照射的老年性痴呆症患者不仅睡眠时间延长,且睡眠质量提高。

(11)学习疗法 日本东北大学川岛教授发明了一种名为"学习治疗"的方法,对老年性痴呆症有很好的疗效。根据患者的病情和文化程度,教他们记一些数字,由简单到复杂反复进行训练;亦可把一些事情编成顺口溜,让他们记忆背诵;亦可利用玩扑克牌、智力拼图、练书法等,以帮助患者扩大思维和增强记忆。

(12)音乐疗法 有选择性地播放一些患者爱听的乐曲,以活跃其精神情绪。有研究证明,音乐能改善大脑皮质的功能,增加其供血供氧,较好地调节自主神经系统的功能。

(常怡勇)

15. 灵活腿脚能预防痴呆症吗？

研究发现，脚步不稳或是腿部力量明显虚弱的老年人，患上痴呆症的概率是其他同龄人的两倍，而因为脑卒中导致半身不遂的老年患者患痴呆症的可能性高达其他老人的 13 倍。行走困难与痴呆之间之所以联系密切，是因为这些病人往往体内输送给大脑的血液越来越少，使得大脑得不到维持思维运转所需的足够营养。这就意味着老人的行走姿势及步伐稳健程度可以作为探测其大脑是否得到了充足血液供应的征兆，如果及早发现这些征兆并采取相应治疗，至少可以推迟老年人患上痴呆症的时间。因此，老年人最好定期到医院接受腿部检查，如果发现自己走路不稳，一定要高度重视。

现介绍一套简单易行的锻炼腿脚的方法，中老年人经常练习可灵活腿脚，对预防痴呆症大有裨益——

（1）干洗脚　坐姿，用双手合围握住一侧大腿根部，由根部向下稍用力按摩，一直到足踝，再反向从踝按捏至大腿根。以同样方法按摩另一条腿，重复做 10～20 遍。

（2）甩脚　站立，一手扶住墙或树，先向前甩动小腿，使脚尖向前向上翘起，然后向后甩动，将脚尖用力向后,脚面绷直,腿也伸直,两脚轮流甩动,一次甩 60～100 次。

（3）**揉脚** 坐姿,先将双手掌搓热,然后用手搓擦脚掌 10 次,两足轮流反复做 10～20 遍;其后再用两大拇指揉压脚心(涌泉穴),每足按揉 1～3 分钟。

（4）**揉腿肚** 双手握成拳头,置于腿肚两侧,旋转揉动数十次,揉动前将腿平伸在床上练,用劲要先轻后重,力度合适。

（5）**蹬脚** 临睡前,可平躺在床上,双手抱住后脑勺;由缓到急地进行蹬脚运动,每次可蹬 3 分钟,然后再换另一条腿,反复做 10 次。

（6）**搓脚** 脱掉鞋,把一个网球大小的球状物顶在一侧脚心,或取坐位用两脚心夹住球状物,来回滚动一两分钟。

（7）**扭膝** 双腿并拢屈膝、微下蹲,双手置于膝,顺时针方向和逆时针方向扭动数十次,开始做要动作缓慢,扭动幅度也不应太大,之后逐渐变大幅度,用力扭动。

（8）**暖足** 就是要经常保持双足温暖,每晚要用热水泡脚,能使全身血液畅通,自然腿脚就越发灵活了。

（钱　进）

16. 如何防治血管性痴呆症？

我国对痴呆症尤其是老年人痴呆症的患病率和发病率的流行病学调查结果显示，痴呆症将成为我国的一个公共卫生问题。血管性痴呆症和阿尔茨海默病占老年期痴呆症的70%～80%，是老年期痴呆症的两个主要类型。西方国家的调查结果显示，阿尔茨海默病所占比例较高，东方国家调查结果显示，血管性痴呆症所占比例较高。因此，血管性痴呆症是我国最常见的痴呆症类型。

血管性痴呆症通常是指由脑血管病所致的大脑功能，特别是与智能有关的功能全面衰退。其病因不是大脑神经细胞的问题，而是由于向大脑输送氧气和营养的血管发生病变所造成的。导致脑血管病的危险因素很多，其中一个非常重要的因素就是高血压。那些血压持续多年高于正常值的人就有可能患上血管性痴呆症。

血管性痴呆症大致可分为多梗死性痴呆症、大面积脑梗死性痴呆症、皮质下动脉硬化性脑病、丘脑性痴呆症及分水岭区梗死性痴呆症五种临床类型。临床上多为急性或亚急性起病；既往和近期有脑卒中发作史；病程波动，呈阶梯样进展；常合并高血压、糖尿病、心脏病、高血脂等；智能障碍主要表现为记忆力减退，定向力、判断力低下和计算障碍，有冲动、淡漠或抑郁，有行为异常，但自知力常存在。神经系统局灶性症状及体征有：言语障碍、同向偏盲、运动及感觉障碍、假性麻痹、共济失调等。头颅 CT 及 MRI 证实，脑内多发性大小不一的皮质或皮质下缺血性病灶，亦可表现为脑室扩大和皮质萎缩。

　　由于血管性痴呆症是由血管发生病变所造成的，因此保护血管、维持良好的血流状态是预防血管性痴呆症的关键。目前脑卒中的危险因素已确定，通过对危险因素的干预，可以降低脑卒中的发病率。控制了脑卒中的发病率也就降低了血管性痴呆症的发病率。高血压是血管性痴呆症最大的危险因素，控制高血压是至关重要的。心脏疾患，尤其要预防附壁栓子脱落而导致的脑栓塞。此时，用华法令长期抗凝治疗是必要的。糖尿病和高脂血症也是脑血管病的重要危险因素，也应加以控制，不容松懈。颈动脉狭窄＞70％者应考虑手术治疗。否则，引起脑卒中的危险性极大。对反复短暂性脑缺血发作者，如抗血小板聚集药肠溶阿司匹林不能控制，也应考虑华法令抗凝治疗。总之，需针对不同个体的危险因素进行积极治疗。

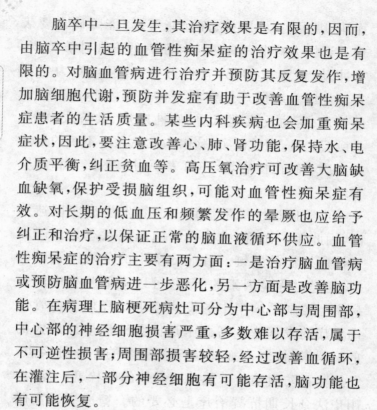

脑卒中一旦发生,其治疗效果是有限的,因而,由脑卒中引起的血管性痴呆症的治疗效果也是有限的。对脑血管病进行治疗并预防其反复发作,增加脑细胞代谢,预防并发症有助于改善血管性痴呆症患者的生活质量。某些内科疾病也会加重痴呆症状,因此,要注意改善心、肺、肾功能,保持水、电介质平衡,纠正贫血等。高压氧治疗可改善大脑缺血缺氧,保护受损脑组织,可能对血管性痴呆症有效。对长期的低血压和频繁发作的晕厥也应给予纠正和治疗,以保证正常的脑血液循环供应。血管性痴呆症的治疗主要有两方面:一是治疗脑血管病或预防脑血管病进一步恶化,另一方面是改善脑功能。在病理上脑梗死病灶可分为中心部与周围部,中心部的神经细胞损害严重,多数难以存活,属于不可逆性损害;周围部损害较轻,经过改善血循环,在灌注后,一部分神经细胞有可能存活,脑功能也有可能恢复。

对痴呆本身的治疗,其效果迄今尚不能令人满意,目前使用的一些促智药物和脑循环改善剂可能会有所帮助。除药物治疗外,康复治疗非常重要,包括心理治疗、语言训练、肢体功能训练,均应有计划地进行,循序渐进,坚持不懈。

血管性痴呆症相对于阿尔茨海默病预后较好,

只要病情不太严重,早期诊断,早期治疗,长期坚持,大部分病人有望好转。

(叶 民)

 ## 17. 帕金森病有哪些典型特征?

帕金森病(PD)又称震颤麻痹,老百姓称为"抖抖病",是中老年人常见的中枢神经系统退行性疾病。时至今日,对帕金森病的发病原因尚不完全清楚。据北京、上海、西安三地进行的流行病学研究表明,脑力劳动者帕金森病的患病率高于非脑力劳动者。据推测,帕金森病的发病与长期精神紧张、体力活动少和高脂饮食有关。科学家通过研究发现,正常人的黑质细胞为 42.5 万个,随着年龄的增长黑质细胞逐渐减少,80 岁时为 20 万个,而帕金森病患者常少于 10 万个。脑干中的黑质及其上行的黑质纹状体通路发生病变,导致多巴胺含量显著减少,是引起帕金森病的主要原因。多巴胺是大脑传递信息的"绿衣使者",多巴胺分泌不足时,信息就无法及时传递,大脑发出的每项指令也不能传达给手足等部位的肌肉,于是出现了帕金森病的种种症状。

二、老年性脑老化

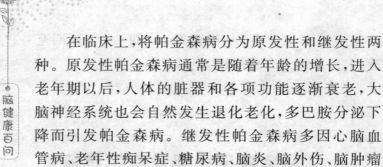

在临床上，将帕金森病分为原发性和继发性两种。原发性帕金森病通常是随着年龄的增长，进入老年期以后，人体的脏器和各项功能逐渐衰老，大脑神经系统也会自然发生退化老化，多巴胺分泌下降而引发帕金森病。继发性帕金森病多因心脑血管病、老年性痴呆症、糖尿病、脑炎、脑外伤、脑肿瘤或锰、一氧化碳中毒、有害化学物质、某些药物作用等直接或间接地影响到神经系统，导致脑中多巴胺分泌不足，从而引起帕金森病。

帕金森病有三大典型特征——

一是震颤 颤抖是患病初期发出的信号，在安静状态下，病人一侧手指会不由自主地颤动，逐渐缓慢地向同侧下肢、对侧上下肢扩展到双手、双脚以至下巴。手指运动不便，震颤呈节律性，酷似"搓丸样"动作。如动一动正在颤抖的手等部位，抖得就会轻一点，但在睡眠时不会发生抖动现象。

二是僵硬 肩颈部肌肉、手、腿和脚发生僵硬，动作变得不灵便，如刚开始时手虽能握笔写字，但字迹潦草，单个字也越写越小，使人难以辨认，称其为"写字过小症"。因手掌发僵不容易回弯，手指越来越不听使唤，脱衣解扣困难等，也无法从事一些像打手机、拧螺丝、敲电脑键盘、剪裁缝纫等精细活儿。逐渐出现言语和行动迟缓、反应迟钝等现

102

象,随着病情加重,手会变得抖动不停,面部变成无眨眼、喜怒哀乐表情的"面具脸"。进而四肢关节僵硬或肌肉挛缩,因肌肉僵硬而导致疼痛不适,肢体无法伸直,并伴有多汗、说话吐字不清、流口水、食物无法下咽、大小便困难等症状。

三是运动障碍　患者肢体变得越来越不灵活,手脚不听使唤,站立、坐下、上下床等一般动作都感到费劲;走路时迈步艰难,启步后又以小步伐急速向前冲去,越走越快,不能及时停步或转弯,医学上叫"慌张步态"。病人有一种"冻僵"、行动无法自主的感觉。肢体活动常感到似有断续停顿,像机器"齿轮样强直"。到晚期时生活不能自理,全身僵直,卧床不起。由于长期与床为伴,无法控制自己的震颤,对生活绝望,易患上抑郁症。

（杨　锋）

 18. 帕金森病有哪些认识误区?

误区一　帕金森病是人体自然的老化现象。帕金森病进展缓慢,早期症状和人类的自然老化过程非常相似,使人们误以为病人是自然老化的表现,因此往往掉以轻心,不去看医生,错过了对帕金森病的早期发现,延误了治疗的最佳时机,导致残障的后果,严重影响了病人的生活质量,造成巨大的经济和社会负担。

误区二 帕金森病和老年性痴呆症是一回事。由于帕金森病早期和老年性痴呆症的某些症状有相似之处,晚期帕金森病患者中有 30% 的人发生痴呆,致使不少人将这两种病相混淆。其实,两者之间有着很大的区别。老年性痴呆症的主要症状是智力下降、记忆力减退,病人常常疑神疑鬼,帕金森病患者的智力和记忆力都是正常的,主要症状是肌肉僵硬、手抖、动作迟缓伴有抑郁情绪等症状。

误区三 偏方可以根治帕金森病。到目前为止,还没有发现有哪些偏方可以治好帕金森病,世界上也没有哪个国家已经宣称自己能彻底治愈帕金森病。现有的治疗方法,只能减轻患者病痛,延缓疾病的发展速度,提高病人的生活质量。因此,千万不要迷信街头所谓能治好帕金森病的广告。

误区四 西方白种人比东方黄种人患帕金森病者多。根据一项最新的调查表明,帕金森病不存在什么种族方面的差异。日本帕金森病患病率与欧美地区不相上下。新近的调查结果表明,我国 65 岁老年人帕金森病的发病率高达 1%,其中 50%～60% 的患者没有就医,且农村和西部地区的情况更为严重。

　　误区五　得了帕金森病会缩短人的寿命。从临床实践中观察,帕金森病的发病过程通常比较缓慢,早期病人的稳定期平均为 5～10 年,甚至更长。如无并发其他疾病或者治疗得当,病情一般不会突然恶化,其中 15％～20％ 的病人可能只达到轻度病残。帕金森病本身不会缩短人的自然寿命。危及病人生命的元凶是由于病人生活质量严重下降,生活不能自理,长期卧床而导致的种种并发症。只要对病人给予及时的治疗、周到的护理,帕金森病患者完全有可能达到理想的桑榆晚景。

(杨　锋)

19. 怎样早发现早确诊早治疗帕金森病?

　　大多数中老年人如最早出现一侧手颤抖,一侧肢体动作缓慢,动作幅度变小,速度减慢,行走时抬不起脚,感到颈项部发僵等症状时,应想到帕金森病的可能。尽快到医院神经内科就诊,通过医生检查和肌电图、同位素、MRI 检查等,以早期确诊。有关专家指出,在发病最初 3～5 年内,属于"蜜月期",要针对不同病期的患者采用个体化用药,合理选择治疗药物,注意不同种类药物的联合使用,科学管理用药剂量,以延长"蜜月期",提高生活质量。

20世纪70年代以前,左旋多巴是治疗帕金森病最常用的药物,左旋多巴进入脑内变成多巴胺,直接补充多巴胺的不足,控制帕金森病的症状。但是,有引发恶心、呕吐、体位性低血压、幻觉等不良反应。20世纪70年代后,普遍使用美多芭,即左旋多巴加上外周多巴胺脱羧酶抑制剂——苄丝肼的复方制剂。美多芭能够使更多的左旋多巴进入脑内,补充脑内多巴胺的不足,从而使症状得到改善或消失。在服用美多芭时一定要从最小剂量开始,并根据症状控制情况来调整用量。切忌盲目加大剂量,以免影响疗效,缩短"蜜月期",加重病情。有条件的早期患者,也可先用神经营养药和多巴胺受体激动剂治疗,合并用药可以延长"蜜月期",提高疗效。

须指出的是,对于70岁以上患帕金森病的老年人,不宜长期使用安坦,以免影响认知功能,并易出现幻觉和黄视等不良反应。

目前对帕金森病采用的手术方法主要分为三类:第一类是神经核团毁损术,如丘脑、苍白球切开术等。第二类是脑深部电刺激术(DBS),又称脑起搏器,在脑内特定的神经核团植入电极,释放高频

电刺激,抑制这些因多巴胺神经元减少而过度兴奋的神经元的电冲动,减少其过度兴奋的状态,从而减轻帕金森病症状。其适用于:①原发性帕金森病,服用左旋多巴曾经有效;②药物疗效已逐渐降低或出现不良反应;③疾病已开始严重影响正常工作和生活;④没有明确智力障碍,手术和随访合作良好;⑤术中或术后的测试刺激能有效控制症状。第三类是组织细胞移植术,如将肾上腺皮质多巴胺类物质,移植于脑内,让其产生多巴胺,以代替黑质多巴胺神经元的功能,对顽固病例有一定的疗效。

随着医学技术的发展,应用伽玛刀治疗是一种无创伤治疗方法,其治疗过程安全,患者易耐受,几乎无痛苦,并发症的发生率低,疗效也较确切。随着该项技术的推广,将成为治疗帕金森病又一理想的方法。

(杨　锋)

20. 脑起搏器治疗帕金森病有哪些优缺点?

脑起搏器是脑深部刺激系统的俗称,英文缩写"DBS"。脑起搏器包括脑内刺激电极、皮下导线、脉冲发生器及磁铁开关等。脑内刺激电极质地柔软,直径 1.2 毫米,头上有 4 个刺激触点,每个触点间隔 0.5～1.5 毫米,供刺激选用。脉冲发生器大小为 6 厘米×6 厘米×0.5 厘米,重 52 克,是产生高频脉冲的仪器,为该系统的核心部分,发出高频脉冲电刺激,抑制不正常的脑核团放电,达到治疗效果。手术过程与毁损术类似,在微电极对靶点定位验证后,把刺激电极插入靶点。术中用临时刺激器测试刺激效果,在观察到效果,而且证实无不良反应后,把刺激电极固定在颅骨。再在全麻下把脉冲发生器埋在胸部皮下,通过皮下导线把刺激电极与脉冲发生器相连。整个刺激系统均埋在皮下。脑内刺激电极和皮下导线都是永久性的,终生不需要更换,但脉冲发生器电池容量一般可供使用 5～8 年,如电池耗完,需要更换脉冲发生器。目前有一个脉冲发生器与两根刺激电极相连的"一拖二"系统,更适合双侧症状的帕金森病患者。磁铁开关是一种简易开关,只要在胸前脉冲发生器一碰(可隔着衣服进行),脉冲发生器就开启,再一碰,脉冲发生器就关闭,操作非常简便。脑起搏器在 1997 年经美国 FDA 批准进入美国市场,1999 年进入我国。

脑起搏器治疗已逐步替代毁损术,它是目前国内外最理想的外科治疗方法,被认为是帕金森病治疗的第二个里程碑(第一个里程碑为 1968 年发明的左旋多巴）。

1）脑起搏器治疗仅把刺激电极植入，留置在脑内，不破坏脑组织，不影响今后新的方法治疗，导线和脉冲发生器都埋藏皮下，不影响外观和妨碍生活，也不会产生任何排斥反应，手术十分安全。

2）脑起搏器治疗是通过脉冲发生器发出的持续电刺激达到治疗效果，是一种可逆性的治疗方法，病人自己也可随时关启脉冲发生器，如在夜间就可关闭，以节省电池。

3）刺激参数可通过体外电脑程控，随时调节刺激强度和频率，找到最佳刺激触点，具有疗效更好、更持久等优点。国外已有10多年的治疗随访结果。

4）与毁损术相似，刺激部位也有苍白球和丘脑腹外侧核。但最近发现一个新的核团，那就是丘脑底核，丘脑底核不能毁损，只能通过刺激治疗。丘脑底核刺激效果较理想，且可阻滞病情本身发展，目前大部分病人都选择丘脑底核刺激。该治疗方法虽然不能完全根治帕金森病，但能保护脑黑质组织，起到对因治疗作用，延缓帕金森病本身病情进展，大大减少抗帕金森病药物服用量，消除由于药物过量引起的并发症，因此，深受病人欢迎。

5）对双侧症状的帕金森病患者可双侧同时植

入刺激电极,一次手术解决所有症状。最近发现双侧刺激效果有"一加一大于二"的现象,即双侧刺激有双侧效果相互加强现象,比单侧刺激对对侧的肢体效果明显。

6) 脑起搏器治疗的不足之处是费用较高,起搏器电池一般只能用5~8年(如起搏器24小时开机,一般只有5年左右),到时需要更换胸部刺激发生器。毁损术较经济,对单侧肢体症状的病人,如没有经济条件安装脑起搏器治疗,毁损术仍然是一种较为有效的治疗手段,可供选择。

那么,什么样的帕金森病患者适合进行脑起搏器治疗呢?对症状明显、帕金森病药物治疗效果不理想、没有严重心肺疾病、没有严重脑萎缩者都可进行此方法治疗。起搏器治疗很安全,并发症极低,效果理想,因此,起搏器治疗的适应证可比毁损术治疗适当放宽,只要症状影响到工作和生活,均可进行此治疗,以达到控制症状和病情发展,减少甚至停用药物。脑起搏器治疗还适用于症状明显的扭转痉挛、痉挛性斜颈、舞蹈病、精神病及癫痫病等治疗。

脑起搏器治疗的病人可与正常人一样生活,但也必须注意一些事项,如外出要佩带仪器识别卡,不适合红外线理疗,不要按摩在导线和脉冲发生器埋置处的皮肤,磁共振检查时要确保脉冲发生器关闭。脑起搏器与心脏起搏器可能有相互干扰,安装心脏起搏器的病人不适合用脑起搏器治疗。

(胡小吾)

 21. 帕金森病患者应注意哪些饮食要点?

帕金森病是一种慢性进展性神经系统变性疾病。正确的饮食对于帕金森病患者尤为重要,不仅关系到患者的营养摄入,也关系到患者的病情进展。建议患者在平时的饮食中应注意以下几方面——

(1) 保证充足的热能摄入,注意食物的合理搭配 帕金森病患者同正常人一样,也应保证充足的热能摄入,特别对于晚期异动症患者,更应考虑其额外的耗能。食物结构应以碳水化合物(糖类)为主兼顾蛋白质、脂类维生素和钙类以及微量元素的摄入。由于高蛋白质饮食影响帕金森病药物的疗效,通常不宜摄入较多的蛋白质,应以补充优质蛋白质为主,专家推荐每天摄入量应控制在 0.8 克/千克体重。目前人们已经认同过高的脂类摄入对健康不利,实际上对于帕金森病患者,过高的脂类

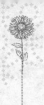

摄入还会延迟左旋多巴类药物的吸收,影响药效。因此,限制脂类摄入对于帕金森病患者是必须的,但不宜过度限制。

(2) 考虑个体消化功能,力求品种丰富多样

帕金森病多见于老年人,同时多合并自主神经功能障碍。另外,由于病情限制,患者的行走、运动功能受到不同程度的影响,因此,帕金森病患者多存在程度不等的消化不良,对此,应结合具体情况多吃高纤维素食物,如谷类食物、新鲜蔬菜和水果,增加菠萝和新鲜木瓜的摄入,避免煎炸、烧烤食品以及各种不良加工食品等的摄入。建议少量多餐,力求食物品种的多样化,增加食欲。

(3) 正确计划进食时间,避免影响药物吸收

帕金森病患者常不同程度地服用左旋多巴类药物,为了尽量不影响药物的疗效,建议空腹时服用左旋多巴类药物,但对于初服患者或患者出现恶心或胃部不适,建议在服药之前或同时吃少量低蛋白质食物如水果或饼干等。帕金森病患者出现恶心,若伴有腹胀,多为进食过多所致的消化不良,只需控制饮食,不必特殊处理,但需密切观察,及时就医。

(4) 切记水是生命必需,勿忘运动有益健康

水是生命之源。对于帕金森病患者,水还具有特殊的含义,帕金森病患者多存在不同程度的便秘,适

量的水分摄入有助于润滑大便,缓解患者的便秘症状。另外,生命在于运动,合适的运动不仅对帕金森病患者的病情有益,也从某种程度上改善患者的消化不良和便秘。

(5)饮食方案不求雷同,适合才是最佳选择

由于患者在身体素质、病情、用药情况以及饮食喜好等方面都存在个体差异,因此,对于帕金森病患者,不能追求饮食方案的雷同,实际生活中应强调饮食适应个体化的需要,另外,即使对于同一患者,其病情不同阶段的饮食方案也应该作相应的调整。病情较轻者可选用普通饭或软饭,病情较重者则可能需半流质甚至全流质饮食。如果患者合并其他疾病,则需综合考虑,必要时咨询相关科室医师和营养师。

(陈生弟　汪锡金)

 22. 年轻人也会得帕金森病吗?

目前,帕金森病的发病率在悄然升高,且日趋年轻化。近年来,55 岁以下的帕金森病患者人数明显增加。帕金森病并不单纯是老年病,少数帕金森病患者在 40 岁前就患此病,甚至有的患者 20 多岁

二、老年性脑老化

113

就被确诊患病。因此,年轻人尤其是中年人也要特别关注,一旦出现征兆要及时确诊并接受正规治疗。

帕金森病初期症状只有一些模糊的不适感,病人会自觉精力不济,很容易疲劳,过去非常容易做的事情现在做起来非常吃力。典型表现:肢体(四肢)震颤,肌肉僵直和全身行动迟缓。患者可以表现为弯腰屈背的站姿,走路时拖着步子,步伐细碎,以及快速而无语气变化的语调。帕金森病带来的震颤通常表现为手和脚的抖动,有时还会影响到嘴唇、舌头、下巴甚至是胸部和肚子,肌肉僵直甚至在休息的状态下也不能放松。

如果中青年人发现自己手脚变得沉重不听话、从座位站起异常困难、跑步时迈不开双腿等早期症状时,就应该马上到医院神经科就诊。经过神经科医生的检查,完全可以作出正确的诊断,帮助患者及早开始进行治疗。早期的帕金森病患者,根据身体恢复的情况可以适当增加活动量。家人应该鼓励患者主动培养业余爱好,积极主动地参加体育锻炼,如坚持散步、跑步、打太极拳、练健身球和俯卧撑等运动。帕金森病患者有计划、有目的地进行功能锻炼,可以显著降低致残率,提高生活质量。

(王华山)

23. 为何帕金森病患者多抑郁？

帕金森病，又称为震颤麻痹症，是发生在中年以上的一种中枢神经系统疾病，有原发性和继发性两种。原发性帕金森病的病因，是大脑黑质和纹状体中多巴胺及其代谢产物高香草酸含量减少，5-羟色胺和去甲肾上腺素也减少；继发性帕金森病又称为帕金森综合征，可由脑部器质性病变（例如脑炎、脑动脉硬化、颅脑外伤、基底节肿瘤或钙化等）、中毒（如煤气中毒等）和某些药物使用过度（如某些抗精神病药物），引起与帕金森病类似的临床症状和病理改变。帕金森病的主要临床特征是震颤、肌强直、运动减少和姿势异常。

患了帕金森病以后，患者的情绪很容易抑郁。这里有两个原因：一个是帕金森病患者的脑内5-羟色胺和去甲肾上腺素减少，而这种生化改变，正是引起情绪抑郁的原因之一；另一个原因是心理因素，帕金森病患者生活自理能力日见减退，到了病程晚期，完全失去生活的自理能力。试想，在这种情况下，心情能高兴得起来吗？不抑郁才怪。在帕金森病发病初期，患者生活自理能力受损程度不严重，情绪抑郁也就不太明显。随着病情的逐渐严

二、老年性脑老化

115

重,患者生活自理能力每况愈下,抑郁情绪也会随之逐渐出现并日益加重。所以,帕金森病患者很容易同时伴发抑郁症状,尤其在病程中晚期。

治疗帕金森病伴发的抑郁症,要三管齐下,即治疗原发性疾病(帕金森病)、治疗抑郁症和心理治疗同时进行。

(陈 斌)

 ## 24. 如何治疗帕金森病伴发的冲动控制障碍?

如果一名帕金森病病友莫名地出现了此前从未有过的强迫摄食、病态赌博、冲动购物、性欲过强……那么,也许他此刻正面临着失控症(冲动控制障碍)的困扰。

研究发现,在帕金森病患者中,有 5.9％～13.7％的人会出现一组反复的、过度的精神行为障碍,表现为无法控制的冲动和欲望,进而做出一系列对自己和他人有害的异常行为,如病态赌博、强迫购物、性欲过强、强迫摄食、攻击、嫉妒和恐惧等。男性常易表现为病态赌博、性欲过强,而女性易于表现为强迫购物,即使是自己从不需要的物品也会不惜金钱大量采购。此外,患者还可能会出现酒精依赖、反社会行为、严重抑郁等多种精神障碍症状。医学上称这样一组异常行为和症状为冲动控制障碍,简称失控症。

随着长期服用多巴胺受体激动剂的患者逐渐增多,以及国内外临床研究的日益深入,冲动控制障碍已经成为帕金森病患者常见的一种医源性并发症。无论是临床医师,还是患者及家属都应当对这一现象加强认识,以便早期发现、早期诊断和有效治疗。

如果你的家人或你本人出现了上面所描述的症状,无须惊慌失措,因为通过合理的治疗和干预是完全可以控制这一症状的。

冲动控制障碍治疗 原则为合理使用多巴胺药物、控制异常行为,辅以心理干预,包括:①逐步减药或停服相关药物,可缓解异常行为,但临床医师应仔细评判多巴胺治疗方案,以达到既能改善帕金森病症状又能避免异常行为的用药平衡。②患者可能意识不到他们的异常行为症状与帕金森病治疗有关。即使发现,患者也可能掩饰症状以避免尴尬。临床医师应善于发现可疑患者和高危患者,对之密切跟踪和监控。所有帕金森病患者都应该认识这种症状,如果出现任何病态行为或者有强迫观念不能自我控制,一定要正视问题,诚实地

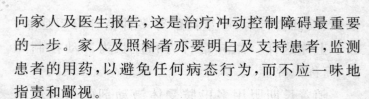

向家人及医生报告,这是治疗冲动控制障碍最重要的一步。家人及照料者亦要明白及支持患者,监测患者的用药,以避免任何病态行为,而不应一味地指责和鄙视。

简言之,正确认识和理解帕金森病伴发的冲动控制障碍,有助于我们更全面和个性化地应对疾病。在今后的治疗过程中,应加强与患者关于冲动控制障碍症状的交流,进一步完善治疗方案。

(桂雅星 王 刚)

三、癫痫与脑损伤

据统计,世界上有癫痫患者逾5 000万,在我国,癫痫患者也达900万以上,其现状不容乐观,超过70%以上的癫痫病人得不到正确的诊断和治疗,超过80%的病人不能很好地控制癫痫,最主要的原因就是对癫痫的认识存在很多误区。根据近期我国流行病学调查数据,在900多万癫痫患者中有17%～20%为难治性癫痫,另外,每年还出现新患者65万～70万人。

近年来,脑损伤的严重程度有不断加重的趋势,尤其是交通事故导致的颅脑损伤所占比例在不断升高。颅脑损伤在意外伤害中的发生率仅次于四肢骨折,而其死亡率则在各部位创伤中居于首位,存活者中有许多会留下偏瘫或智力障碍、精神异常。一旦发生重型颅脑损伤,将给家庭带来沉重的打击和巨大的负担。

1. 你了解癫痫吗？

癫痫俗称"羊癫风"，是由多种病因引起的慢性脑功能障碍综合征，是大脑神经细胞反复超同步放电引起的发作性、突然性、短暂性脑功能紊乱。

很多原因都可引起癫痫，如在女性怀孕期间，胚胎发育中受到病毒感染、放射线照射或其他原因引起的胚胎发育不良可引起癫痫；孕妇在生产过程中，产伤也是引起癫痫的一个重要原因；婴幼儿高热和颅脑其他疾病，如脑肿瘤、脑血管病、颅内感染等，也常常引起癫痫发作；颅脑受到外伤也可引起癫痫；癫痫还有遗传倾向，在一些有癫痫病史或有先天性中枢神经系统或心脏畸形的病人家族中容易出现癫痫；环境因素对癫痫发作也有影响，男性病人较女性病人稍多，农村发病率高于城市，另外，精神刺激等也是癫痫发生的诱因。

癫痫的表现多种多样，通常我们说的羊癫风或羊角风，主要表现为意识丧失、牙关紧咬、口吐白沫、四肢抽搐，有时会有大小便失禁，这是典型的表现；还有一些表现为局部性发作，如单侧肢体或面部抽搐，有的表现为失神性发作，如动作突然停顿、意识丧失；还有的表现为发作性头痛、发作性腹痛

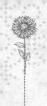

等现象；精神运动性发作则表现出梦游、摸索、胡言乱语等精神症状，还有些特殊类型的癫痫如声音所诱发的音乐性癫痫、读书所诱发的阅读性癫痫、光刺激所诱发的光敏感性癫痫等等。

如果癫痫病人都能得到早期诊断和规范治疗，超过80％的癫痫都可通过药物得到有效控制，而药物不能控制的难治性癫痫部分可通过手术治疗，因此，癫痫并不是人们所想象的那样是不治之症。由于人们对癫痫缺乏充分的认识，一旦患病，又羞于启齿，所以，很多病人都没有得到早期诊断，延误了治疗。在治疗方面，很多病人由于惧怕抗癫痫药的不良反应，转而求助于中药；服药又经常遗忘，致使癫痫得不到有效控制，这也无形中印证了癫痫是不治之症的说法。

实际上，只要有上述所说的现象，通过医生、脑电图和核磁共振的检查，对癫痫不难作出诊断，很多亦能明确原因。但是，很多病人一旦患病，就病急乱投医，去相信什么祖传秘方，去尝试各种偏方，如埋磁铁、埋线、埋药等，结果导致癫痫难治。实际上，只要到大医院或正规的专科医院，按照医生的指导，很多病人都会获得理想的疗效。

癫痫病人是社会的一个特殊群体，理应受到社会关注。一方面，家属应该对癫痫患者保持信心，相信只要经过正规治疗,癫痫患者能正常生活。实际上,有很多癫痫病人在治疗后恢复正常的生活和工作;另一方面,社会也不应歧视癫痫病人,应给他们以更多的关爱,这样,癫痫病人才能真正地康复和回归社会。

(王桂松)

 ## 2. 癫痫患者怎样自我保健?

癫痫的治疗是一个国际性的难题,一般的治疗手段包括药物和手术。在治疗过程中,患者自身主观能动性的发挥,从接受这种疾病到征服这种疾病的心理转变;在疾病的治疗与转归中,再采取一些自我保健的方法,往往能收到事半功倍的效果。现介绍几种自我保健的方法供广大患者朋友参考。

(1)心理调节 癫痫患者一旦被确诊,必定会给其带来很大的心理压力,很多人或多或少会存在心理问题,常会有绝望心理。癫痫的用药期往往很长,部分患者可能要终生用药,加之日常生活难免会发生各种各样不顺心的事情,特别是与疾病相关的事情,往往会加重患者的心理负担,这样对疾病的转归相当不利。所以,患者应积极面对这些问

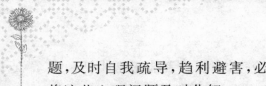
题,及时自我疏导,趋利避害,必要时求助于医生,将这些心理问题及时化解。

(2)行为纠正 癫痫患者的自我行为纠正实际上也是一种行为疗法,通过有些行为治疗的方法,纠正一些不良行为,以避免由此引起的负面效应。现简介几种行为纠正的方法——

1)隐蔽法:让患者在幻想中产生有关焦虑紧张的问题行为,然后在臆象中不再接受任何强化刺激,让它逐渐隐蔽消退。有些患者对促发癫痫的刺激采用这种隐蔽的脱敏法而达到缓解。这种方法旨在通过减轻或消除焦虑来达到预防发作的目的。

2)指示控制法:告诉患者当促发癫痫的刺激出现时,使用一个指示词来抑制它,例如焦虑可作为促发癫痫发作的一个部分,在松弛状态期间,让患者在幻想中暴露一个焦虑的环境,并让他联系这种情况说出或想出一个"松弛"的词,当日常生活中遇到焦虑情境时,这个词可用来引起松弛状态。但当先兆发生时,让患者握紧拳头来提醒自己,并响亮地说出"停止"之词和尽量保持警觉。

3)松弛技术:这种技术就是训练一个人能系统地检查自己头部、颈部、肩部、背部、腰部、四肢的肌肉紧张情况,训练如何把紧张的肌肉放松下来。方法:坐在椅子上,或躺在床上,半闭着眼睛,全神贯注身体的各部分肌肉,并且按序指挥自己,使紧张着的肌肉松弛下来,以便达到全身松弛的状态。当学会放松方法后,如再遇到紧张则采用此法使其放松,以达到治疗疾病的目的。

(3) 监控保护 癫痫患者的自我监控和保护是癫痫患者积极应对疾病的重要策略,大致有以下内容——

1) 避免诱发因素,注意发病前兆:癫痫病人要控制情绪,勿过喜过悲,勿思虑过度,养成良好的生活习惯,尽量少看电视,不玩电子游戏,在电脑前操作时间不宜太长,少玩麻将,少饮酒等等。这些措施不仅可以减少诱发因素,对癫痫的治疗也能起到积极作用。另外,有些癫痫患者发作前出现一些征兆,如头晕、头痛、唇麻等,患者应立即就近坐下或躺下,避开锐器,以免跌伤或撞伤。

2) 坚持治疗:癫痫的治疗是一个较长的过程,患者应该持之以恒,切勿急于求成,盲目加大剂量,或在病情暂时稳定后突然停药,结果易引起癫痫复发。个别患者在停药中或停药后复发,应立即给予以往控制发作的剂量重新治疗,必要时考虑延长用药时间。所以癫痫患者应在医生指导下科学治疗,坚持服药。

（王桂松）

三、癫痫与脑损伤

3. 饮食对癫痫发作有影响吗?

据国内外研究表明:在人的日常饮食中,一些食物对于癫痫的发作有一定影响。其中一些偏于碱性的食物可以诱发癫痫发作,一些偏于酸性的食物则可以抑制癫痫发作。而中医古籍《神农本草经》、《普济方》等都有提及用鸡蛋治疗痫证,所以对于癫痫患者来说,科学合理的饮食,不仅可以供给患者足够的营养,而且对病情的控制起着一定的积极作用,具体做法如下——

(1) 多摄入酸食少食盐 酸性食物提供给人体丰富的维生素C、维生素B$_6$等,有利于神经递质的合成,减少癫痫的发作。传统食物中酸性食物大致有花生、核桃、猪肉、牛肉、鸡、鸭、鹅、鱼、虾、蛋类等。癫痫患者可以据此适当调整自己的食谱,合理搭配。

有研究表明,癫痫的发作是由于神经过度放电所致,而当人体短时间内过量地摄入食盐后,高浓度的钠盐可致神经元过度放电,从而诱发癫痫,故人们常津津乐道的"少盐多醋"的养生之道,对癫痫患者亦适用。

(2) 多摄入豆类、谷类食物 有研究表明,豆类食物和谷类食物(如黄豆、扁豆、小麦等)富含微量

126

元素锰,而有调查显示:1/3癫痫儿童血清锰低于正常儿童,多摄入豆类及谷类食物,可补充癫痫患者锰的摄取不足。另据研究表明,正常大脑细胞存在一定量的磷酸酶物质,但癫痫患者的大脑中严重缺乏这种酶,而豆芽中富含硝基磷酸酶物质,故摄入豆芽能补充磷酸酶不足而缓解病情。

(3)控制饮水 有学者认为:"间脑是人体水液调节中枢,大量液体进入体内,会增加间脑的负担,从而诱发癫痫。"有些癫痫患者往往在憋尿的过程中,突然发病,大概也因为过量饮水后造成膀胱过度充盈,从而产生较强的电冲动,诱发神经元异常放电所致。

(4)食物保健 食物保健是中医康复的方法之一,具有营养和药物治疗的双重作用,辨证地使用药膳可有利于癫痫患者的治疗和康复。兹介绍几种方法如下——

1)大枣 30 克,白胡椒 15 克,冰糖 50 克,浮小麦 10 克,水煎服,隔日 1 剂,分 2 次进食。

2)黄瓜藤 60 克(剪短)加水 3 杯,煎取 2 杯,分 2 次饮用。

3)杞子炖羊脑:羊脑 1 个,枸杞子 30 克,加水少许,入砂锅,文火炖 1 小时,分 2 次服,每月数次。

总之,癫痫患者在治病的过程中,应该有足够

的耐心和信心,配合医生治疗,并在日常生活中做好自我保健。

(王桂松)

 4. 癫痫患者该怎样科学服药?

在临床上,经常会碰到这样的癫痫患者:患病多年,症状反复发作,久治不愈,每次发病时神志不清,四肢抽搐。服过多种药,但收效都不大,这是为什么呢?

笔者认为,为避免出现这种情况,患者在治疗过程中用药要有规律,不论是哪种抗癫痫药物,都要坚持正规的服药方法。首先要根据"对号入座"的原则,选择一种抗癫痫药,从小剂量开始服用,随后酌情适当增加剂量。待剂量确定后维持不变,每日服药的次数和剂量都要恒定,不能轻易改动。只有正规服药达数月以上而确实无效时,才考虑在医生的指导下换药或加服其他药,否则对病情不利。如有可能还应测定药物的血浓度,以便科学地调整用药剂量。另外,尽管有些患者服用了不少种药,但每日服药次数时多时少,剂量时大时小,极不规则,而且随意频频地更换或增减药物品种,这些都是不科学的做法,违反了癫痫治疗的原则,疗效便不会好。因此,服药并非愈多愈好,要按治疗原则科学服药。

国内外临床研究表明,癫痫患者经过正规的抗癫痫药物治疗,约七成患者的发作可以得到控制,五到六成的患者经 2～5 年的治疗可以痊愈,并和正常人一样工作和生活。

在专家门诊上,经常会遇到不少患者及家属,一上来就问癫痫能否治愈,何时能停药。癫痫基本上是一种慢性病,服药治疗应该是个长期的过程。不能服药数月半载后,症状基本控制,就认为大功告成,草率地将药物弃之一旁。殊不知,这样病情往往容易死灰复燃,而且症状可能会更严重,使以往的努力付诸东流。正确的治疗方法是必须在病情完全控制达相当长时间(一般 3 年以上)后,才能开始缓慢减药,持续半年左右完全停药。这样治疗比较彻底,且不容易复发。可以说,癫痫治疗的过程犹如"马拉松赛",而绝非是"百米赛跑",对治疗要有相当的耐心和恒心才行。

(王桂松)

 5. 有哪几种癫痫用药无效?

据相关统计,超过 80% 的癫痫可通过药物得到有效控制,另有 20％左右患者由于持续存在三个原因,使抗癫痫药物难以完全控制癫痫发作,导致用药无效。这三个原因是癫痫病灶的异常放电或不能阻断异常放电的传播途径,以及不能降低大脑皮质的兴奋性,这些都使癫痫成为难治性癫痫。

(1)特殊病因引起的症状性癫痫 如发育异常、脑肿瘤、脑外伤、脑血管病、各种代谢性疾病、缺氧、感染、寄生虫。这是因为颅内异常病灶的持续存在,导致癫痫灶异常放电不能用药物消除,即药物无法控制癫痫,而成为难治性癫痫。

(2)难治性癫痫综合征 如婴儿痉挛症、颞叶内侧癫痫综合征等,这与病人的遗传和代谢有相当大的关系。严重的癫痫导致颅内某些结构,如海马、杏仁核等异常,也可导致癫痫难治。

(3)由于医治不当或人为因素造成的癫痫 如医师指导不力、失误或患者不能够积极配合,导致一些患者发作了就吃药,不发作就停药,吃吃停停,使本来有效的药物也变成了无效,最后造成难治性癫痫;服用成分不明、没有国家批准文号的药。有的中药或中成药,里面掺杂多种西药,医生不按用药规范办事,造成成分交叉、重复用药,给以后的药物调整带来困难,造成难治性癫痫;听信偏方、秘方及江湖游医的误导，造成癫痫反复发作，对大脑的伤害不断加重，产生了精神和智能障碍，形成难治性癫痫。

6. 遇到癫痫患者发作该怎么办？

1）立即上前扶住患者，尽量让其慢慢倒下，以免跌伤。同时，趁患者嘴唇未紧闭之前，迅速将手绢、纱布等卷成卷，垫在患者的上下齿之间，预防牙关紧闭时咬伤舌部。对于已经倒地且面部着地者，应使之翻过身，以免呼吸道阻塞，此时若患者已牙关紧闭，不要强行撬开，否则会造成患者牙齿松动脱落。这时救助者应解开患者的衣领和裤带，使其呼吸通畅。为防止患者吐出的唾液或呕吐物吸入气管引起窒息，救助者或家人应始终守护在患者身边，随时擦去患者的吐出物。

2）对抽搐患者不可用力按压肢体，以免骨折。注意心脏、呼吸情况，把维持生命放在首位。一旦持续发作，就要给予吸氧，抽搐后呼吸未能及时恢复者应作人工呼吸。

3）尽快送医院抢救。

（王桂松）

7. 难治性癫痫如何手术？

癫痫的治疗主要有两种方法：一是药物治疗，二是外科治疗。药物治疗是首选的治疗方法。国内外大量的研究证明，如果接受正规的抗癫痫药物治疗，80％的患者可以得到有效控制。另有 20％左右患者由于持续存在的病因，使用抗癫痫药物难以完全控制癫痫发作，此类病人称为难治性（顽固性）癫痫。我国目前有难治性癫痫病人近 200 万，其中多数可通过外科治疗控制癫痫发作或达到治愈的目的。

手术根除致痫部位来治疗癫痫病已有 50 多年的历史。随着手术新技巧和新的术前致痫部位精确定位技术的出现，有越来越多的癫痫病人接受手术治疗，而且成功率有了质的飞跃。手术可应用于任何年龄的病患人群，但并不是所有的癫痫患者及所有无法用药物控制的癫痫患者都适合手术治疗。

从某种意义上讲，癫痫手术并不能完全保障病人术后再无癫痫发作，或无须再服抗癫痫药物加以控制。不过，大多数接受癫痫手术的病人术后在某种程度上均有好转，且许多病人停止了癫痫发作。以下几种情况可进行手术——

1）颅内病变引起的癫痫,如肿瘤、血管畸形,把肿瘤或血管畸形切除后,癫痫可能就会好转。

2）癫痫发作属于进展性,即发作频率越来越高,每次发作的时间越来越长,程度越来越严重,严重影响患者的日常生活和工作。

3）经系统正规的药物治疗 2 年以上,症状仍无明显缓解,甚至越来越重。

4）患者无严重的全身性疾病,能耐受手术,无手术禁忌证,如心脏病和其他全身性疾病。

手术治疗癫痫的效果关键在于术前对癫痫的评估、对癫痫灶的精确定位和手术方案的制定。癫痫手术可分为三个关键步骤:

1）术前癫痫灶的精确定位:目前,高新技术的发展已解决了这方面的难题。全数字化癫痫病灶术前、术中定位及术后治疗评估网络系统的优势在于:一是定位精确;二是可 24 小时不间断进行动态脑电信号监测,不会漏掉任何一次极微小的发作信号;三是脑电信号与数字图像同步同屏采集、分析;四是全数字化的前置放大器,具有高抗干扰能力;五是定位直观、精确;六是强大的网络传输与联网分析能力,可进行术中远程会诊。辅助 PET-CT、埋藏电极等多项技术可确定癫痫病灶。

2）术中皮质和深部电极再扫描:在明确癫痫病

133

灶后就可进行手术,在术中再应用脑电皮质和深部电极对大脑进行地毯式扫描,标记癫痫放电部位,确定雷区,以防遗漏。

3)微创手术切除病灶或阻断癫痫放电:外科医生可根据标记的雷区排雷,在显微镜下切除病灶或阻断传导,确保在对大脑损伤程度最小的情况下切除癫痫灶。

(王桂松)

8. 癫痫患者术后要注意哪些误区及用药注意事项?

误区一　中药不良反应小　其实中药只能起调理作用,不能控制癫痫发作。国内大多数抗癫痫中药均含有西药成分,且往往剂量过大,短期会有效,但长期服用不良反应大,由于剂量不稳定,很多患者的癫痫症状最终不能控制,转变为难治性癫痫。

误区二　手术可以根治癫痫　目前没有一种方法可以彻底根治癫痫,虽然部分病人通过切除致痫病灶可以控制癫痫发作或彻底不发作,但并不意味着手术是根治的方法。

误区三　癫痫是不治之症　只要经正规药物治疗,80%的癫痫可得到有效控制,部分难治性癫痫可以手术治疗，并且大多数人可以正常工作学习。

用药注意事项

患者在手术后的用药方面应该注意以下几点——

1）选用药物以手术前用药为基准，选择常用的安全性药物，如术前药物过多、药量过大，在保持术前用量一段时间内无癫痫发作，可在医生指导下减药或减量，尽可能减少抗癫痫药的不良反应。

2）如术后有发作，在单一药物无效时，可联合用药，应注意药物间协同或拮抗作用。

3）应坚持长期、规则地服药，一般服用抗癫痫药至少2年。完全控制后仍再服2年，在医生指导下逐渐减量。

4）增减药物剂量或更换药物应逐渐进行，不能突然停药，应在医师指导下进行。

5）安全性：应监测血药浓度，使其维持在安全有效的浓度范围，既可控制癫痫发作，又可尽量避免毒副作用。

（王桂松）

 9. 女性癫痫患者有哪两大特点？

很多人以为，癫痫是单一的一种疾病，而实际上,癫痫是一类疾病。据介绍,目前在国际上已被广泛公认的癫痫、癫痫综合征和癫痫性脑病多达140多种。因此,癫痫的诊断是很复杂的。

专家指出,癫痫是脑细胞异常放电引起的,因此,任何能够引起大脑皮质损害的疾病都有可能诱发癫痫。年龄段不同,病因也有所不同,儿童、婴幼儿常见的病因有脑发育不良、围产期损伤、高烧惊厥、颅内感染等,而老年患者则以脑血管病、脑外伤、脑肿瘤、海马硬化等常见。

此外,男性和女性癫痫患者虽然在发病机制上没什么不同,但在临床上,女性癫痫病人的治疗需考虑的因素就要复杂许多,女性癫痫的发生和治疗都要受很多特殊情况的影响和制约,比如避孕药和激素替代疗法,并且癫痫治疗可能会对外貌、月经、生育、怀孕和孩子喂养照料等发生影响。那么,女性癫痫患者到底有哪些特殊情况呢?

女性癫痫患者有两个最重要的特点:第一,女性跟男性不同的是有月经周期的变化,这个月经周期的变化主要是性激素的水平在不断地发生周期性的变化,而性激素本身,特别是雌激素对癫痫发作影响是明显的,因此,癫痫发作也就随着周期性的变化而变化,这是第一个最重要的特点。第二,女性患者不但影响到本人,而且可能会影响到其下一代,因为女性患者还要怀孕、生孩子,还要喂奶。这些是女性癫痫患者最重要的两个特点。这两个特点一般来讲与月经周期有关,即从月经初潮开始到完全绝经,在这个期间女性生殖周期的变化直接影响到癫痫发作和癫痫本身。当然癫痫本身也可能影响到女性的生殖周期的变化,这是互相影响的。

（王桂松）

 ## 10. 如何帮助癫痫孩子读好书?

（1）何种癫痫会影响智力　有关研究机构曾对1 000名患儿进行智能的评定和随访后发现,癫痫发作是否会影响智力,要从三方面分析——

第一,从癫痫发作的类型来看。一般情况下,婴儿痉挛性癫痫大多数会发生智能障碍。肌痉挛发作无力型及不典型失神发作者,也会发生智能障碍,而大发作、失神小发作及精神运动性发作等,尽管发作时样子很可怕,但是60%～80%患儿的智力是正常的。

第二,从癫痫发作的频率和持续时间来看。每

三、癫痫与脑损伤

日发作次数多于 10 次患者,其智商明显低于发作10 次以下者,每月(每年)发作次数多于 5 次的患者,智商明显低于发作 5 次以下者,每次发作持续10 分钟以上患者,其智商明显低于 10 分钟以下者。从中不难看出,发作频率越高、持续时间越长,智力损害就越明显。

第三,从用药的实际情况来看。如果只用一种药物就能控制癫痫发作,用药 3 个月就能控制症状,按医嘱坚持服药,不自行中断者,智力损害很小。需用三种或三种以上药物才能控制或部分控制发作者,有一半的患儿智力会受影响。

(2)如何控制癫痫发作 控制孩子癫痫发作,家长配合很重要。如放寒暑假时,孩子天天看电视,家长不加限制的话,癫痫就很难控制。本来用的药是小剂量,如因常看电视导致发作,便需要加大剂量;剂量大,长期用,难免会有不良反应。另外,生活要有规律,因为癫痫诱发因素与睡眠有很大关系。睡眠少,癫痫容易发作。

除此之外,还应该防止意外伤害。如果孩子在没有监护的情况下,突然出现癫痫发作,很容易造成生命危险。如过马路时最好有人陪伴;洗澡时,家长更要当心,必须时刻陪护在身边,谨防在浴室中发作。

（3）**对孩子的要求不能过高**　当孩子被确诊为癫痫后，不少家长都会唉声叹气，认为读书考大学的梦将无法实现。其实在一些医院接受治疗的癫痫患儿中，每年都有考上大学的，而且有清华、复旦、交大等名校，这都应该归功于家长的方法好，有耐心。如有的患儿吃药时，常会问父母吃药做啥？聪明的父母便会说："好孩子，吃这种药对你提高智力和生长发育有帮助。"这样非常有利于孩子成长和疾病控制。相反，有的家长脾气暴躁，见孩子不肯吃药，便骂孩子是神经病，说你不吃药，下次再抽痉，我就打你。这对孩子是一种恶性刺激，对治疗及身心健康极为不利。所以，教育孩子的方式方法正确与否对控制病情非常重要。此外，针对癫痫患儿的学习问题，家长的要求不要过高。

（4）**不要担心长期服药会出现不良反应**　通过吃药把癫痫发作控制住了，对智力发育有利，学习成绩就会提高。就拿考上名牌大学的这些孩子来说吧，家长不愿意让孩子停药，就是怕发病影响学习，所以，能不停药就不停，有的患儿坚持吃了10多年药，笔者从没发现过因吃药而导致孩子变呆变痴，或引起肝功能损害的病例，除非吃药过量了，或信了江湖游医的话。有的家长给孩子服用某种药后，觉得效果不好，就会自作主张停了，或换另外一种药。抗癫痫药不能随便换。如果确实没有疗效才能换药，以免诱发病情恶化，或使已经取得的某些疗效化为乌有；如果必须更换药物，那么原有的药物也要在1～2周内或更长一点时间内加上去。也就是说，新旧两种药物要重叠服用一段时间。这样做的好处是在替换药物过程中不致于诱发癫痫发作，且可以减少药物不良反应的发生。

（5）饮食上要注意的问题 尽量不要让患儿喝茶和吃巧克力，因为茶叶和巧克力都含有咖啡因，易诱发癫痫发作，应该少吃或不吃为宜。另外，在饮食上家长还需注意，凡能兴奋神经或有刺激性的食物尽量不要吃，如羊肉、狗肉、雄鸡、鲤鱼、春笋等"发物"。当然，也有专家主张多吃点甜食，因为患儿在饥饿时也容易发作，这可能与血糖浓度低有关。

最后，提醒家长们，切莫轻信道听途说，更不要病急乱投医，或者认为久病成良医，擅自决定患儿的药物剂量，以免"聪明反被聪明误"。

（叶祥枝）

11. 脑瘫患者有哪些异常表现和临床症状及治疗原则？

脑瘫是脑性瘫痪的简称，是指患儿在胎儿和新生儿这一年龄段内，因多种原因造成的脑损伤，进而引起运动障碍及姿势异常。症状在 2 岁前出现，可伴有智力落后、癫痫、行为异常或感知障碍（如斜眼、语音不清、听力障碍等）。

（1）异常表现

1）过度激惹。持续哭叫，入睡困难，大约有 30% 脑性瘫痪患儿在出生后前 3 个月有类似严重"肠绞痛"的表现。

2）喂养困难，吸吮及吞咽不协调，护理困难，频繁吐沫，以及持续体重不增。

3）非常敏感或激动，但如果患儿（特别是低出生体重儿）仅在饥饿时有如此表现则意义不大。

4）对体位改变时难将大腿外展，洗澡时不易将拳头掰开，家长常反映"孩子不喜欢洗澡"，当脚一触及浴盆边缘时，背部即僵硬成竖弓形。

这里要提醒的是，以上某一种情况也可能在正常小儿中出现，不能根据具有其中某一两项就诊断为脑性瘫痪，若存在多种情况，而且是发生在有高危因素的患儿身上，就要考虑有脑性瘫痪的可能了。

（2）临床症状 脑性瘫痪临床症状多种多样。由于类型、受损部位的不同而表现各异，即使同一患儿，在不同年龄阶段的表现也不尽相同。

1）运动发育落后。100天不能抬头；4个月后手张不开；5个月后不会伸手抓物；4～6个月不会笑，不认人，面貌异常；8个月不会坐；10个月不会爬；15个月不会走。

2）主动活动减少。

3）反射异常。原始反射延迟消失；保护性反射减弱或不出现。如坐位时，向各方向推患儿，患儿不会用手支撑。

4）肌张力异常及姿势异常。①直立位下肢内旋伸直，足下垂，双腿交叉呈剪刀状。②从仰卧到坐起，头后倾，下肢伸，足屈，躯干后伸，伸肌张力增高。③仰卧位伸肌张力增高，颈向后伸，下肢伸或交叉，双手伸不到前方正中位，呈角弓反张性躯干伸展。④俯卧位屈肌张力增高，不能抬头，臀抬起，肩着床，四肢屈曲。⑤头向一侧偏时，同侧上肢伸直，对侧上肢屈曲，呈射箭状。

（3）治疗原则

1）早期发现，早期治疗。婴幼儿运动系统处于发育阶段，早期发现运动异常，早期加以纠正，容易取得较好的疗效。

2）促进正常运动发育,抑制异常运动和姿势。按小儿运动发育规律,进行功能训练,循序渐进促使小儿进行正确运动。

3）利用各种有效手段进行综合治疗。对患儿进行全面、多样化的综合治疗,除针对运动障碍进行治疗外,对合并的语言障碍、智力低下、癫痫、行为异常也需进行干预,还要培养其面对日常生活,学会交往及将来从事某种职业的能力。

4）家庭训练和医生指导相结合。脑瘫的康复是个长期的过程,短期住院治疗不能取得良好的效果,许多治疗需要在家庭里完成,家长和医生要密切配合,共同制订训练计划,评估训练效果,在医生指导下纠正不合理的训练方法。

（王桂松　　陈清山）

 ## 12. 预防脑瘫该做些什么?

脑瘫发生的原因十分复杂。一般认为,在整个妊娠过程中,特别是产前的 3 个月内,任何致病因素如果影响到胎儿大脑的形成和正常发育,都可导致脑瘫的发生,其中胎儿脑部缺氧、血液灌注量不足,是脑瘫形成的两个最为重要的原因。

（1）注重婚前保健 预防脑瘫,应从婚前开始,实行婚前保健。婚前保健包括:避免近亲结婚,准备结婚的男女双方进行性卫生、生育和遗传病知识的学习;有关婚配、生育等问题的咨询及对男女双方可能患影响结婚和生育的疾病进行医学检查。不宜生育的应根据《母婴保健法》规定采取必要的措施。

（2）孕前先查"五毒" TORCH 病原体检测——俗称"五毒"检查。TORCH 是一组病原微生物的英文名称缩写,包括弓形虫、风疹病毒、巨细胞病毒、单纯疱疹病毒和其他有关病毒。孕妇感染"五毒"病原体后,病毒均能通过胎盘直接传播给胎儿,还可通过孕妇外生殖道逆行传播,引起宫内胎儿感染,导致流产、死胎或胎儿宫内生长迟缓、智力低下、畸形、脑水肿或先天性畸形。做"五毒"检查的最佳时间是怀孕前半年。倘若已经错过时间,最好能在怀孕 3 个月内做一次筛查,一旦发现病毒感染,应及时治疗。

（3）做好孕期保健 怀孕期间,遗传、感染、营养不良以及其他理化因素,均可导致胎儿发育不良或致先天性缺陷,因而整个孕期的保健对于母婴的健康都是十分必要的。

1) 定期产前检查。孕妇定期到医疗、保健机构进行产前检查,是保障母婴健康的重要措施,亦是保证优生优育的良好举措。对患有严重疾病或接触了致畸物质,妊娠后可能危及孕妇生命安全或严重影响孕妇健康和胎儿正常发育的,医生应给予医学指导,避免怀孕。若在检查中发现胎儿患有严重的遗传性疾病或先天性缺陷,孕妇患有严重疾病,继续妊娠会严重危害孕妇健康甚至生命安全的,均应遵照《母婴保健法》之规定,妥善处理。对患严重疾病或接触致畸物质(毒物、化学、放射线等)的育龄妇女应尽量避免怀孕。孕期不可打架、摔跤、饮酒、吸烟、接受放射线照射及房事过多等。有以下情况的孕妇,应尽早做产前诊断和咨询:35 岁以上的孕妇或男方已超过 55 岁;曾经生过智力低下或畸形的孩子;曾经有过不明原因的流产、早产、死产及新生儿死亡史;近亲结婚;男女双方亲属中有某种遗传病,或夫妇一方就是遗传病病人。

2) 增加营养。孕妇因自身和胎儿发育之需要,消耗比一般人要大,故营养素的供给必须充足、丰富,这在妊振的最后 3 个月中尤为重要。妊娠后期,胎儿的发育不但迅速,而且又是大脑发育的关键时期,及时为孕妇提供丰富的蛋白质、脂肪、葡萄糖、核酸、维生素、微量元素,对胎儿的正常成长意义重大。

研究表明,孕妇营养不良常常导致低体重儿出生或胎儿的脑发育不良,从而引起脑瘫。缺碘母亲所生的婴儿往往有神经系统缺陷表现。母亲缺铁除引起自身贫血外,还可影响婴儿的智力。为了防止胎儿脑发育不良,孕妇必须特别注意营养,荤素要合理搭配,粗细粮轮食。对于呕吐较频的孕妇,应少吃多餐,以供给尽量多的营养物质,有利于胎儿的发育。

3) 防止感染,避免用药。之前已谈到,孕妇一旦发生病毒感染,都可引起胎儿的脑损害,或使胎儿畸形,造成先天性缺陷。一旦出现了感染性疾病,要及时医治但应谨慎用药,药物可导致胎儿畸形。从胚胎发育开始到妊娠的第18天~8周,如果母亲用药不当,就会导致染色体畸变,有致畸的危险。当胎儿的器官分化完善或开始胎动时,这种畸形发生率已大为减少。由此可见,药物致畸的时间主要在妊娠的头两个月内,在此期间如需用药,须在医生指导下使用,切不可滥用或盲目服用。据目前所知,抗恶性肿瘤药物、抗癫痫药物、大剂量的可的松,均可使胎儿产生畸变。此外,阿司匹林等也可导致流产、死胎、发育不全,青霉素和四环素类药物在动物实验中也证实有致畸作用。药物的剂量与致畸作用成正比,但平时常规的用药量对胎儿无显著的毒性作用。此外,妇女妊娠前如有糖尿病等疾病应积极治疗,待病情控制后再受孕。

（王桂松　陈清山）

13. 围产期怎样减少脑瘫发生?

所谓围产期,是指孕满28周到婴儿出生后7天的这一时期。在此期间,母婴保健质量的好坏,与脑瘫的发生与否有着非常密切的关系,对此,应引起足够的重视。

(1) 避免早产和低体重儿的出生　新生儿体重过低是脑瘫的一个重要因素,应尽量避免早产。早产儿指妊娠不满37周出生的婴儿。由于提早娩出,婴儿中的大多数为低出生体重儿(出生时体重在2 500克以下)或极低出生体重儿(出生时体重在1 500克以下)。早产儿的发生率占全部新生儿的5%～10%,他们体内脏器功能发育不完善,免疫功能很差,生活能力极低,生命十分脆弱,因而是一组极危险的人群。在有脑瘫的新生儿中,约40%是低出生体重儿,如在妊娠5周以后,宫内胎儿出现发育迟缓,发生脑瘫的危险性极大。早产是低出生体重儿的主要原因,预防早产发生,可以大大降低低

三、癫痫与脑损伤

出生体重儿的发生率。

（2）预防窒息和颅内出血　新生儿颅内出血发生的原因主要为产科原因和窒息缺氧。大脑对缺氧十分敏感，缺氧时，脑细胞发生水肿，血管内皮的渗透性和脆性增大，促成脑血管的损害，血液外溢，造成颅内出血；长时间的缺氧，还可使神经细胞变性，自溶坏死，或致脑血管闭塞，这些都能导致脑瘫、智力落后的发生。研究证实，脑损害的程度与窒息时间的长短有密切关系，窒息时间为 1 分钟，婴儿的智力就会受到影响；若窒息时间 10～45 分钟，婴儿往往成为白痴或脑瘫。新生儿在出生后 24 小时之内发生窒息痉挛的，约一半预后不佳。窒息后发生痉挛的持续时间长短也与预后有关：痉挛在 2 天内消失的，预后较好；3～7 天停止的，预后就差；若痉挛持续时间 7 天以上，几乎全部有神经系统障碍表现。综上所述，预防围产儿窒息、颅内出血在防止脑瘫的发生中有着举足轻重的地位。

（陈清山　王桂松）

 14.　怎样防治颅脑损伤？

　　近年来，脑损伤的严重程度有不断加重的趋

势,尤其是交通事故导致的颅脑损伤所占比例在不断升高。颅脑损伤在意外伤害中的发生率仅次于四肢骨折,而其死亡率则在各部位创伤中居于首位,存活者中有许多会留下偏瘫或智力障碍、精神异常。一旦发生重型颅脑损伤,将给家庭带来沉重的打击和巨大的负担。目前颅脑损伤的第一原因是交通事故,其次有高处坠落、跌伤及击打致伤,少见的有枪弹伤及锐器伤等外力直接作用导致的头部受伤。在少数情况下,头部没有直接受力也可导致脑损伤,如房屋倒塌等造成的胸部挤压伤引起的脑损伤等。临床上常见的颅脑损伤有头皮裂伤、头皮撕裂伤、头皮血肿、颅骨骨折、脑震荡、脑挫裂伤、颅内血肿等。受伤后一般有不同程度的头痛、呕吐、意识、记忆、思维、感觉等神经功能障碍。

平时该怎样预防与救治颅脑损伤

首先遵守交通规则可大大减少意外伤害的发生。一旦发生颅脑损伤情况时,要注意以下几方面——

一是现场急救 颅脑损伤救治的关键之一是病人能否得到及时、正确的处理。急救处置时应关注伤者的呼吸、心跳、意识,要注意保持病人的呼吸道通畅。

二是伤情判断 判断伤者的伤情要根据其呼

吸、血压、脉搏的变化、眼部瞳孔的改变等情况来判断,国际通用的是格拉斯哥昏迷评分系统,根据病人的睁眼反应、言语反应、肢体运动反应三项得分总和来判定病情的轻重。当然,也有一些貌似轻微的病人,却有可能因病情急剧变化而死亡。因此,颅脑外伤后都不能粗心大意,马虎从事。

三是立即转送 一旦发生颅脑外伤,要及时将伤者送到就近有救治条件的医院。

四是及时治疗 颅脑损伤的治疗分为手术和非手术两种,开放性损伤一般都需手术,而非开放性损伤是否手术,医生常根据颅内出血量多少、脑挫裂伤或水肿的程度、脑中线是否移位等方面因素加以综合判定。有时候一时难以确定,还需对病情进行观察及进行头颅 CT 扫描复查,有条件可进行动态颅内压监测,以了解病情变化,随时调整治疗方案。同样的损伤,由于各人的具体情况不一样,治疗方案也不一样,因此要特别强调颅脑损伤治疗的个体化原则和动态调整原则。

术后病人护理的要点

一是体位 病人的体位根据病情的需要而不同。低颅内压者平卧;高颅内压者应头高位;脑脊液漏者取平卧或头高位;重伤、昏迷病人取平卧、侧卧或侧俯卧位,以利于呼吸道分泌物流出,防止呕吐误吸。

二是饮食与补液 轻中型颅脑损伤病人观察24小时,如无加重,可酌情进食,少食多餐,逐渐增加;重型颅脑损伤者2～3天内应禁食;长期不能进食者可放置鼻饲管,通过鼻饲给予高蛋白质、高热量、高维生素的流质饮食。

三是呼吸道管理 保持呼吸道畅通非常重要,可防止缺氧而加重脑损害。对深昏迷或长期昏迷者应行气管切开,以改善通气,便于呼吸道分泌物排出。

四是肢体功能锻炼 所有偏瘫或肢体不能自行活动者都应加强肢体的功能锻炼,特别是各个关节部位,包括手指关节、脚趾关节,防止肌肉萎缩及关节僵直,为后期的功能康复打下基础。

（于明琨）

 15. 老年人头部外伤为何不能大意?

病例 1 不知怎么回事,刘老伯近来总是觉得左侧头面部胀痛不舒服,接下来是右手拿不住筷子,手端碗时曾把碗摔到了地上,在当地医院按"脑血栓"治疗了1周。但是,病情越发严重了,右腿走

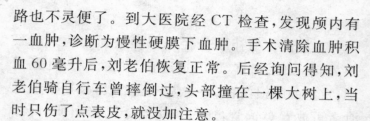

路也不灵便了。到大医院经 CT 检查,发现颅内有一血肿,诊断为慢性硬膜下血肿。手术清除血肿积血 60 毫升后,刘老伯恢复正常。后经询问得知,刘老伯骑自行车曾摔倒过,头部撞在一棵大树上,当时只伤了点表皮,就没加注意。

病例 2 吴大妈近一周来经常头痛,不想吃饭。经检查,血压偏高,服了止痛片和降压药均不见好转。一天突然昏睡不醒,到医院 CT 检查发现颅内硬膜下血肿,经急诊手术清除淤血近 100 毫升,恢复了正常。追问病史,吴大妈想起了两个月前擦窗户时不慎摔了一跤,头撞到了桌角上,肿起了一个小包,当时无特殊不适,几天就消了,没想到留下了隐患。

病例 3 林师傅一个月来性格变得怪怪的,烦躁,骂人,有时还打人。子女把他抬到精神病院,经检查诊断为慢性硬膜下血肿。手术清除血肿后治好了他的"精神病"。追问病史,他回忆起一年多前爬山时跌倒过,头部着地,当时昏昏沉沉的,坐着休息一会儿就好了。之后有点反复头痛,但没当回事。谁知一年后出现上述症状。

以上 3 位老人所患的均是慢性硬膜下血肿。那么,什么是硬膜下血肿呢?

硬膜下血肿多数是因为颅脑外伤引起的,但也

有些老年人没有外伤史可追寻。颅脑是由颅骨组成的一个封闭的腔,颅骨内紧贴着一层硬脑膜,硬脑膜上布满了丰富的血管,头部受伤后,血管破裂出血,形成硬膜外或硬膜下血肿,硬膜下血肿从时间上可分为急性、亚急性和慢性三型,分别在头部外伤后3天内、3天后及2~3周以上出现症状。急性、亚急性型硬膜下血肿多发生于青少年,有较明确的头部外伤史,病情多进展快,症状明显,可有颅内压增高、脑疝形成的症状。

而慢性型则多发生于50岁以上的老年人。

那么,为什么老年人慢性硬膜下血肿不易被发现呢?它有哪些主要症状呢?

1)由于受伤轻微,病人没感觉或没当回事。这类病人或因出血缓慢,出血量少,或因出血有时自行停止,因而所形成的血肿不大。约两周后,有的血肿逐渐液化、吸收,因此对脑组织不形成压迫,病人常无症状或症状轻微。

2)有些老年朋友本身患有多种疾病,像高血压、偏头痛、糖尿病、胃病等,不典型的头部不适或消化道症状被忽视或者误诊。

3)部分病人因血肿缓慢出血,体积逐渐增大,或静止的血肿再次因出血而增大到足以刺激脑组织,则产生一系列症状。有的病人出现头部钝痛、眩晕、嗜睡、注意力不集中，特别是复发性头痛；有的出现意识波动性改变甚至丧失。还有些病人出现颅内压高的明显特征，如头痛、呕吐、偏瘫、情绪变化、精神错乱、进行性痴呆等。上述症状如得不到及时诊治，常会危及生命。

当老年朋友头部受到外伤时，即使当时无明显症状，也不可大意。如果出现了上述症状，更应及时到医院进行必要的检查，及时排除险情，以免留下隐患。

（杜长明）

四、脑肿瘤

脑瘤并不少见,据国内一组统计,其发病率为 1.34/10 万,国外为 9～10/10 万。在全身各部位肿瘤中,脑瘤的发病率仅次于胃、子宫、乳腺及食管肿瘤。脑瘤可发生于任何年龄,但多见于中年人,在婴儿及 60 岁以上的老年人中少见。发病年龄与肿瘤的好发部位及其病理性质有一定的关系。

1. 脑瘤是良性的还是恶性的?

脑瘤是生长于颅内的原发性肿瘤,虽可分为良性与恶性,但由于颅腔内容积不允许扩大,因此,不论何种肿瘤都可直接引起脑组织的局部损害,影响脑血液循环,阻塞脑脊液循环通路,造成颅内积水或脑水肿,以至于发生脑疝,威胁患者生命。一般症状为颅内压增高表现,头痛、呕吐、视神经乳头水肿、视力视野改变;其他特殊体征包括感觉异常、偏瘫和肢体共济运动失调、癫痫、复视、颅围扩大(儿童期)和生命体征改变等。所以,无论颅内何种肿瘤,早期诊断、早期治疗最为重要。

脑瘤是良性脑瘤和恶性脑瘤的总称。所谓良性脑瘤是指生长在颅内某一部位(多在脑神经组织外),组织分化良好,生长缓慢,多能根治的肿瘤,如脑膜瘤、垂体腺瘤、胚胎残余性肿瘤及血管肿瘤等。恶性脑瘤则相反,大多生长在脑神经组织内,细胞分化不良,生长迅速,难以根治,如脑内胶质细胞瘤、转移瘤及侵入瘤等多为恶性。有些良性脑瘤,由于位置较深,其周围有许多重要结构,发现时体积已很大,手术不能全部切除,预后不良。而某些所谓的恶性脑瘤,由于生长在不很重要的脑组织

156

中,几乎能全部切除,手术后也能生存较长时间,甚至能治愈。有极个别的脑瘤,开始为良性,以后逐渐转变成恶性。因此,不论患了何种性质的脑瘤,都不应该掉以轻心,应及时到医院就诊。

有患者担心,放射治疗是否会促使脑瘤转移。其实,放射治疗不会促使肿瘤转移,因为放射线作用于肿瘤组织,经过一系列物理、化学、生物的反应,使肿瘤细胞内的 DNA 链发生断裂,最终使细胞不能继续分裂增殖而死亡。而不能继续分裂增殖的细胞不会导致转移。

(王维平)

 2. 脑瘤有哪些常见类型?

脑瘤只是一个笼统的说法。脑部常见的肿瘤有如下几种——

(1)神经胶质瘤 主要来源于神经胶质细胞,如星形细胞瘤、少枝胶质细胞瘤等,又称神经上皮性肿瘤,占颅内肿瘤的 40%～45 %,属于恶性肿瘤的范畴。根据其肿瘤细胞分化的程度,病理检查时又将其分成 1～4 级,级别愈高恶性程度愈大。如胶质瘤中最常见的星形细胞瘤 1～2 级为偏良性的

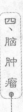

四、脑肿瘤

肿瘤,生存时间较长;3～4级称恶性胶质瘤,生存时间明显缩短。最恶性的胶质母细胞瘤病人生存时间一般不超过1年。

(2) 脑转移瘤　又称颅内转移瘤,主要是指原发于身体其他部位的肿瘤细胞转入颅内,其发病率占颅内肿瘤的3.5%～10%,国内外均认为以肺癌脑转移最多见,其次是黑色素瘤、泌尿生殖系肿瘤和消化道肿瘤的转移,亦有相当部分患者找不到原发灶,即使有脑转移瘤,手术后仍不能确定肿瘤来源。发病年龄高峰40～60岁,男性多于女性。

这里要指出的是,脑转移瘤大多慢性起病,但病程往往进展迅速。大多数患者有中枢神经系统功能紊乱的症状,大约50%的患者有头痛症状,以及常见的恶心、呕吐、语言障碍、肢体肌力减退、共济失调、颅神经麻痹等。25%的患者出现视乳头水肿。发病部位以大脑中动脉供血区等血运较丰富区域为主,占一半以上,而且容易发生在灰质和白质交界处,以额、颞、顶叶多见,枕叶少见。小细胞肺癌常发生于小脑转移。颅内转移瘤70%～80%是多发的。

(3) 脑膜瘤　占脑瘤的1/5,来源于脑膜组织,属良性肿瘤。多发生于大脑半球中线附近,也可发生在小脑等其他部位。

（4）**垂体瘤**　占脑瘤的 1/10，是垂体前叶发生的良性肿瘤。根据其分泌激素的不同又分为生长激素腺瘤、泌乳素腺瘤、肾上腺皮质激素腺瘤，还有无分泌功能的腺瘤。

（5）**听神经瘤**　实际上它来源于前庭神经的鞘膜，又称听神经鞘瘤，约占脑瘤的 8％，也属常见的良性肿瘤。

（刘　炜）

 3. 早期发现脑瘤该做哪些检查？

我们大脑有 12 对颅神经，主要负责头部五官的功能，出现脑瘤后常会影响颅神经的功能，从而导致五官功能的障碍。如果脑瘤长在小脑，患者常会出现走路不稳的现象；如果脑瘤长在大脑，常会影响运动、情感、语言等。

出现上述症状，专家建议患者应到医院神经科进行详细检查，如进行 CT、MRI 检查等。

（1）**CT**　又称电子计算机断层扫描，它可查出直径 1 厘米以上的肿瘤。

（2）**MRI**　称为磁共振成像，它不仅可清晰地显示肿瘤的大小，还可直接看到肿瘤内的血管是否丰富,用注药强化与无强化来判断其血供的丰富程度,尤其是它可显示脑组织的全部形态,使脑变得几乎透明。这为医生选择手术入路提供了重要依据。

另外,由于神经外科医生特别有职业敏感性,不少脑瘤患者刚进诊室未做检查或走在马路上,医生就可以根据面容判断出他可能患了哪一种脑瘤,如少年的巨人症或成年人的肢端肥大症(即额头皮纹深,舌头大而宽,嘴唇肥厚,手脚粗大)。有的男性皮肤白皙,胡子毛发稀少,看起来有些女性化,说明可能患有无功能垂体腺瘤或颅咽管瘤。如一个人外观为满月脸、水牛背、多毛及向心性肥胖(腰粗和肚子大),皮肤有紫纹等称之为"柯兴病",说明可能患有促肾上腺皮质激素型垂体腺瘤。如小儿进入诊室时口歪眼斜,走路不稳,可能患有脑干胶质瘤。如1～2岁小儿表现第二性征发育(性早熟),则可能患有下丘脑错构瘤,而7～8岁的小孩出现性早熟可能为松果体区畸胎瘤等。

(刘　炜)

 ## 4. 有哪些脑瘤信号应早知道?

俗话说"不怕一万,就怕万一",人脑生瘤的可能性就是万分之一。医学上统计人群中的大脑生长肿瘤概率是 10～13/10 万。

由于人脑是最重要、最复杂的器官之一，脑肿瘤治疗一直是医学难题。相对而言，手术后并发症和后遗症偏多。有人消极地认为，脑肿瘤手术后患者"不是瘫就是残"。其实不然，很多脑瘤患者只要尽早发现，经过早期合理的治疗，可以取得令人满意的结果。

因此，了解脑部生长肿瘤的常见症状，以便早期就诊，得到早期治疗，就显得格外重要。那么，一旦人体患上脑肿瘤会有哪些表现呢？

我们可以从身体不同部位说起。

（1）首先是表现在头部的异常信号

1）由于脑部长瘤会引起颅内压力增高，从而导致剧烈头痛、喷射性呕吐。

2）脑瘤引起眼部症状是：表现为幻视（大脑颞叶长瘤引起）；视力减退（脑室肿瘤致脑积水引起），视力减退同时伴视野缺损（脑垂体腺瘤引起）；眼睑闭合障碍（听神经瘤引起），或者眼睑下垂（鞍旁颅底肿瘤引起）；还有复视即视物成双（鞍区肿瘤引起等）。

3）在耳朵方面：出现耳鸣（颞叶肿瘤）、耳鸣同时伴听力减退（听神经瘤等）。

4）在鼻部：出现幻嗅（大脑颞叶肿瘤）、嗅觉减退或消失（前颅底肿瘤）。

5）嘴部异常：口角歪斜（如大脑半球病变长肿瘤、后脑区域桥小脑角处生瘤等），阵发性呕吐与身体位置有关（脑室系统肿瘤）。

（2）脑肿瘤还会引起躯体方面异常表现

1）一侧肢体感觉麻木、感觉失常（大脑顶叶肿瘤）。

2）一侧肢体抽筋、一侧肢体无力（大脑额叶后部运动区肿瘤）。

3）行走不稳、醉汉步态（小脑肿瘤）。

4）对线、对位不准（比如做对指试验或做穿针动作）、共济失调（小脑肿瘤）。

5）肢端肥大、巨人症（脑垂体腺瘤）、侏儒症（颅咽管瘤）。

6）向心性肥胖、体毛异常（脑垂体腺瘤）。

7）大小便功能障碍（大脑额叶肿瘤、大脑额顶文界处和旁中央小叶肿瘤）。

8）月经异常：月经期逐步延长、闭经（脑垂体腺瘤所致）。

9）不正常泌乳（不在哺乳期）：常有脑垂体腺瘤引起此症状。

10）性欲减退、性功能减退（脑垂体腺瘤引起）。

此外,出现糖尿病症状:多饮、多尿、消瘦(脑垂体腺瘤)。

要特别指出的是,在脑肿瘤中,脑垂体腺瘤是常见肿瘤之一。由于人体脑垂体功能复杂多样,其病变、长瘤时会引起诸多方面异常表现,如巨人症、肢端肥大症、男病人的性功能减退、女病人的闭经和非正常的泌乳等。以上种种迹象都是脑部长瘤的外在表现,随着部位不同表现各异,一旦出现应该及时就诊。需要提醒的是,有时脑肿瘤生长在隐蔽处,早期症状不明显或全无异常,良性肿瘤有时长得很大才引起症状,适当的时候做个头部 CT 扫描,是个简单易行的事,基本可以明确颅内情况了。作 CT 扫描实际上是"一不痛,二不痒,就朝床上躺一躺,花费仅仅200 元,颅内情况搞清爽"。

(李志强)

 5. 颅内出现肿瘤有哪些蛛丝马迹?

颅内肿瘤有各式各样的临床表现,了解这些知识可以帮助人们及早发现颅内肿瘤,从而达到早期诊断、早期治疗、争取机会、延长生命的目的。总而言之,颅内肿瘤可以划分为原发性和继发性两大类。

原发性颅内肿瘤发生于脑组织、脑膜、脑神经、垂体、血管及残余胚胎组织等,而继发性肿瘤则是指身体其他部位恶性肿瘤转移或侵入颅内的肿瘤。颅内肿瘤引起的症状主要有以下几种——

早期症状 主要表现为头昏、头痛、失眠、情感淡漠、精神迟钝、记忆力差等。这些表现常被误认为是神经官能症造成的。当病情严重时,出现精神障碍的患者常表现为傻笑、语言错乱、定向障碍、缺乏自制力、理解困难,有的还会出现动作障碍和行为障碍。

视力减退 颅内肿瘤会导致患者的视力逐步下降。该症状在肿瘤出现的早期并不明显,当瘤体逐渐增大,压迫了视神经后,就可引起视神经萎缩,导致患者的视力突然下降甚至失明。

癫痫症状 这类病人会出现持续、频繁的抽搐,在抽搐的间歇期神志不能恢复,如果不及时抢救,会有生命危险。一般来说,生长在大脑前半部、靠近大脑皮质的肿瘤易引发癫痫,这类肿瘤多为良性肿瘤或是程度不高的恶性肿瘤。

听力减退 若在未患中耳炎和未受到耳部外伤的情况下,却出现了一侧耳朵的听力减退,就应考虑其颅内是否长有肿瘤。因为该症状有可能是颅内肿瘤压迫了听神经的结果。同时,若出现了半侧身体的感觉(包括疼痛、冷热、触碰、震动、形体辨别等)减退甚至丧失的症状时,应考虑到其大脑半球的中部长有肿瘤。

要注意的是,对于经常发生头痛的症状,也不要漏过这类蛛丝马迹,应去医院进行检查。

（钟　平）

 6. 治疗脑瘤该选择何种方法?

专家提醒,一旦发现脑瘤,宜尽快进行治疗,目前主要采用的方法有三种:手术、伽玛刀和药物疗法。

(1) 手术治疗　几十年来开颅做脑瘤手术皆在肉眼下进行,而近十余年来采用显微手术是神经外科的一个巨大进步。简单说就是在手术显微镜下操作,把手术视野放大 7～10 倍,使手术的精细程度大大提高,不仅使肿瘤切除得更为彻底,同时保留了主要的神经和血管,减少了对正常脑组织的损伤,手术的疗效大大提高。

(2) 伽玛刀　伽玛刀其实不是真正的刀。属于立体定向放射治疗范畴,它有以下几个优点:①不

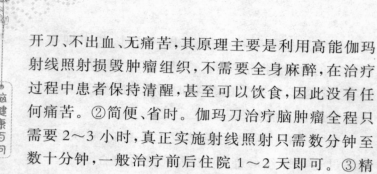

开刀、不出血、无痛苦,其原理主要是利用高能伽玛射线照射损毁肿瘤组织,不需要全身麻醉,在治疗过程中患者保持清醒,甚至可以饮食,因此没有任何痛苦。②简便、省时。伽玛刀治疗脑肿瘤全程只需要 2～3 小时,真正实施射线照射只需数分钟至数十分钟,一般治疗前后住院 1～2 天即可。③精度高、损伤小。伽玛刀是高科技产物,其治疗误差只有 0.1～0.3 毫米,因此治疗脑肿瘤时对肿瘤周围正常组织几乎无损伤,避免了开刀可能带来的出血、偏瘫的风险。④对于年老体弱的患者,如患有高血压、心脏病、糖尿病的患者,不能耐受手术治疗,这时采用伽玛刀治疗明显提高了治疗的安全性。

(3) 药物治疗(主要指化疗) 常用药物有顺铂、长春新碱、环磷酰胺、卡氮芥等,对多数恶性胶质瘤均有一定疗效,尤其对生殖细胞瘤效果奇佳,但化疗也有一定的不良反应,如白细胞下降、肝肾功能受损等。此外,对于患泌乳素垂体腺瘤的青年女性,可服用嗅隐停,能使泌乳素降至正常,肿瘤缩小,不影响结婚生育。

据专家介绍,目前还没有什么偏方或灵丹妙药可以治愈脑瘤,千万不能听信江湖游医的花言巧语,否则,不仅会延误病情,还会落得人财两空。

(刘 炜)

7. 为什么伽玛刀可以治疗脑瘤?

　　伽玛刀是一种融现代放射物理、放射生物、医学影像、计算机、智能自动化控制等多门学科于一体,以治疗人体颅脑疾病为主的大型高科技放射外科治疗设备。其治疗肿瘤的原理是通过核磁共振定位,利用计算机计算出肿瘤坐标,再将多束高能伽玛射线精确聚集在设定的肿瘤靶点进行照射。由于射线有电离作用,经过射线照射的肿瘤细胞受到电离破坏,同时肿瘤细胞生存环境发生改变,因此,肿瘤细胞迅速凋亡,而达到了治疗目的。由此可见,伽玛刀其实就是一种应用伽玛射线的放射治疗,因为它对肿瘤的治疗效果像手术刀切割一样,并且肿瘤周围正常脑组织不受到损伤,所以俗称伽玛刀。

　　颅脑肿瘤有良性和恶性之分。常见的良性肿瘤主要有垂体瘤、颅咽管瘤、脑膜瘤、听神经瘤等;常见的恶性肿瘤主要有脑胶质瘤、脑转移瘤、松果体区恶性肿瘤、鼻咽癌等。

　　一般来说,以上肿瘤都可以用伽玛刀治疗,但在肿瘤过大时却不能用伽玛刀治疗,比如,大的垂体瘤压迫视神经,导致视力下降;较大的松果体区肿瘤和

四、脑肿瘤

小脑肿瘤压迫脑干,引起阻塞性脑积水;过大的肿瘤压迫脑组织造成脑疝危象。这时就需要通过手术摘除肿瘤,才可以达到治疗的目的,否则有可能造成失明、脑积水加重,甚至死亡的严重后果。如果手术切除肿瘤不够彻底,残瘤可以采用伽玛刀治疗。

脑肿瘤患者在伽玛刀治疗后,应积极听从医生的嘱咐,通常要注意以下几点——

(1)保持心理健康 对疾病要有充分的认识,积极配合术后治疗和护理,痊愈后可参加正常工作。

(2)保持良好的生活饮食习惯 避免劳累,注意营养物质的摄入,禁酒,多摄入高蛋白质、高热量、高维生素、低脂肪、易消化的食物。

(3)定期门诊随访,及时了解病情 一般来说,良性肿瘤患者半年至一年复查一次;恶性肿瘤患者3个月至半年复查一次。复查时一般要进行 CT 或磁共振检查,如果肿瘤不再生长、缩小或消失,说明治疗有效,如果肿瘤增大可能需要进一步治疗。

不同患者应注意的问题 ①有内分泌症状的垂体瘤患者应遵照医嘱按时服用溴隐停等药物,并定期复查内分泌指标;②伴有癫痫发作的患者应遵照医嘱按时服用抗癫痫药物,勿自行停药,如停药或减量需根据医嘱;③出现放射性脑水肿反应的患者应在医生嘱咐下进行脱水治疗；④转移瘤患者应积极治疗原发病灶；⑤有些脑肿瘤患者需要进一步接受其他治疗，如部分恶性肿瘤患者要在医生指导下接受常规的放射治疗。

（刘　炜）

 ## 8. 中医药治疗脑瘤有哪些优势？

　　中医药往往能从患者全身的特点加以考虑，而不只是局限在脑瘤病灶本身。对多数脑瘤病例来说，局部治疗是不能解决根治问题的，还必须从整体观点来看待脑瘤，其问题在于，脑瘤本身的多中心生长、脑瘤局部治疗的复发或生长，这也是局部治疗所不能解决的，还有脑瘤的全身性异常表现问题，脑瘤局部治疗对全身所产生的影响。

　　由于中医在整体看待人体和病症两个方面有其特点，因此，在整体治疗中，中医有它的长处：①改善症状的效果和西医治疗方法不一样。例如，手术治疗能将病灶切除，但有时会带来术后的功能障碍，而出现一些新的症状，如偏瘫、失明、痴呆症也是非常明显的；化学药物治疗对消化道和造血系统也有明显的影响。中医有其特长，可明显缓解脑

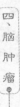

瘤的症状,甚至使其消失。②不良反应较少。按中医传统的辨证用药,一般没有不良反应,当然服用以抗癌为主的中药时,也可能有一定的不良反应,特别是单方、验方中,使用斑蝥、汞制剂、砷制剂时,会出现严重的毒性作用,要加以注意。对于一般的中药,如能掌握适应证和适当的剂量,反应则几乎没有。③经济上的优点。中药服用方便,价格也较为低廉。

中医药该如何治疗脑瘤　首先,中医对肿瘤的认识是合理的、科学的。它的正邪学说、辩证理论等高度概括了肿瘤的发病机制和病程转归。这对肿瘤的治疗起着重要的指导意义。其二,中医治疗肿瘤的各种方法均为实践经验的总结,且又被实践所验证。它并不是先由某种假说或猜测而产生。其三,许多中药本身具有抗肿瘤作用,如现在应用的植物类抗肿瘤药和一些生物反应修饰剂均是某些中药的有效成分,这些成分对肿瘤细胞有着直接或间接的杀伤作用。其四,许多具有固本培元作用的中药能够调节和调动机体防御体系,从而阻断和抑制肿瘤细胞的产生,间接地杀灭肿瘤细胞。

一些中药与放、化疗的配合使用　放、化疗时用一些中药不但能起到增敏作用,而且还能减少放、化疗的某些不良反应,与手术配合使用可使

手术造成的某些虚损或功能失调得以恢复或改善。总之,中医药是能够用于肿瘤治疗或辅助治疗的,其疗效是肯定的。一般来讲,只要辨证得当,投药合理,中医药可用于各个系统各种肿瘤的治疗。与其他疗法一样,中医药治疗肿瘤也不可避免地存在一些局限性,需要加强研究,尤其是对中药抗肿瘤活性成分的研究及剂型改进等方面。随着临床上中西医结合的广泛开展,更加突出了中医药在治疗肿瘤方面的重要地位。

(王维平)

 ## 9. 什么是听神经瘤?

听神经瘤是一种生长在前庭蜗神经上的良性肿瘤,起源于神经鞘膜,又称为前庭神经鞘膜瘤。多发生于 30～60 岁的成年人,20 岁以下者少见,女性略多于男性。绝大多数为单侧,双侧者多为神经纤维瘤。肿瘤大多数发生于前庭神经,少数发生于耳蜗神经。易发生囊变和脂肪或黄色瘤样变。一侧听力损失、耳鸣和平衡功能障碍是该病的最常见症状,也是听神经瘤诊断的依据。

据国外统计,听神经瘤的年发病率约为 5/10

四、脑肿瘤

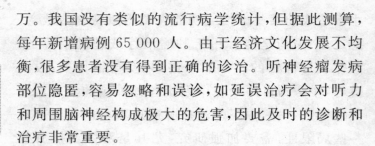

万。我国没有类似的流行病学统计，但据此测算，每年新增病例 65 000 人。由于经济文化发展不均衡，很多患者没有得到正确的诊治。听神经瘤发病部位隐匿，容易忽略和误诊，如延误治疗会对听力和周围脑神经构成极大的危害，因此及时的诊断和治疗非常重要。

听神经瘤起病隐匿，早期症状有耳鸣、听力下降、眩晕等。初期因症状轻微很容易被忽略。耳鸣多与听力下降同时发生，亦可稍早单独发生。耳鸣可呈蝉鸣声或汽笛声等，多呈持续性。听力下降多是一侧渐进性，能听到声音但不能分辨出语言的意义，尤其是对电话里的声音分辨特别困难。单侧突发性耳聋的患者也有 10% 可能是由听神经瘤引起的。伴有耳鸣和听力下降的中年人千万不要忽视这些看似不严重的症状，很可能就是听神经瘤的先兆。

随着肿瘤的逐渐长大，可压迫周围重要结构。例如，逐渐出现同侧面神经麻痹，两边眼睑不对称，一大一小，口角歪斜；三叉神经受压则出现面部麻木，痛觉和角膜反射减退；吞咽困难，饮水呛咳则是后组脑神经受损的表现；如果出现走起路来摇摇摆摆，一副喝醉酒的样子时，肿瘤一般已经较大且已侵犯到小脑半球。当患者出现头痛、呕吐、视力减退等颅内压增高症状时,说明病情已发展到晚期。

对于不明原因的单侧耳鸣和听力进行性减退的患者,应进行如下检查——

(1)听力检查 主要包括纯音测听和脑干听觉诱发电位等,纯音测听常提示病侧不同程度的感音神经性聋,而脑干听觉诱发电位则显示病侧 V 波波峰幅度变小、潜伏期显著延长或消失。

(2)颅脑影像学检查 包括 CT、MRI 等,CT 及 MRI 可以发现听神经瘤,主要在患侧桥小脑角区发现软组织肿块,听神经受损及内听道扩大。对于发现较小的听神经瘤,MRI 检查明显优于 CT,MRI 增强扫描为目前公认的早期确诊小听神经瘤敏感而可靠的方法。

(楼美清)

 ## 10. 怎样治疗听神经瘤?

目前显微外科手术是治疗听神经瘤的最佳选择,既可以把肿瘤全部切除还可以尽可能地保留面神经和听神经功能。

显微外科手术也是众多国内外医学专家和美国国家医学科学院的建议。利用手术显微镜和现

四、脑肿瘤

代显微手术器械,在保护面神经(防止面瘫,即面神经麻痹)和保护听力方面均优于放射治疗。手术治疗可以完全切除肿瘤,而放射治疗只以延迟听神经瘤的生长,并不能彻底治愈肿瘤。同济大学附属第十人民医院神经外科现已采用一项新技术——术中面神经功能监测辅助技术为患者实施听神经瘤显微外科切除术,术中面神经得以完好保留,术后面神经功能正常。避免了术后脑脊液渗漏、脑神经损伤、脑水肿或脑积水、颅内出血、脑膜炎及术后疼痛等并发症。

除此之外,内镜下手术治疗的效果也很显著。尤其是听神经瘤手术的特点是路径深、术野小,暴露和接近手术区是手术的关键,这些特点极适用于内镜手术,亦可弥补显微镜的不足,帮助术者看到显微镜下的死角并提供额外的信息,对明确内耳道内有无肿瘤残留、减少不当操作引起的神经损伤、保护周围血管和神经、减少术后脑脊液渗漏的发生,提高术后听力保留率有重要作用。同济大学附属第十人民医院神经外科具有完善的术中神经内镜设备,以及成熟的内镜运用技术,广泛开展的内镜辅助下经乙状窦后入路手术治疗听神经瘤,具有可靠和安全等优点。

听神经瘤的手术总费用4万元左右,一般住院约 10 天。对于听神经瘤放射治疗（伽玛刀）仅适用于年老体弱且肿瘤在 3 厘米以下的患者。这里要提醒的是，听神经瘤是良性肿瘤，若能在肿瘤造成严重的听力损害、面瘫之前手术，效果良好，故早期诊断成为关键。

（楼美清）

11. 脑膜瘤是良性的还是恶性的？

脑肿瘤分为良性和恶性两种，约各占一半。良性肿瘤包括脑膜瘤、垂体瘤、神经鞘瘤等，恶性肿瘤包括胶质瘤、转移瘤等。脑肿瘤中发病率最高的是神经上皮性肿瘤，统称胶质瘤和神经节细胞瘤。

脑膜瘤多见于成年人，儿童患者较少见，婴幼儿更少见。女性多于男性。脑膜瘤原发于蛛网膜内皮细胞，凡属颅内富于蛛网膜颗粒与蛛网膜绒毛之处皆是脑膜瘤的好发部位。矢状窦旁、大脑凸面、大脑镰旁者多见，其次为蝶骨嵴、鞍结节、溴沟、小脑桥脑角与小脑幕等部位，生长在脑室内者较少，尚有异位的脑膜瘤，可见于硬膜外层、颅骨板障、额窦、鼻腔、头皮下或颈部，主要由胚胎期残留的蛛网膜组织演变而成,并非转移。脑膜瘤有多发性,占 $1\%\sim2\%$,可多达几十个,大如核桃,小如粟粒。症状主要取决于较大的那一个肿瘤的部位。幕上脑膜瘤远多于幕下。此外,脑膜瘤可与胶质瘤、神经纤维瘤同时存在于颅内,也可与血管瘤并存。

脑膜瘤是一种生长缓慢的肿瘤,与颅内恶性肿瘤不一样,产生症状是由于肿瘤对邻近脑组织、颅神经的压迫。由于脑膜瘤生长缓慢,肿瘤长得相当大,症状却很轻微,如有眼底视乳头水肿,但头痛不剧烈。随着肿瘤继续增大,颅内压失代偿时,才出现病情迅速恶化。这与胶质瘤相反,后者生长迅速,很快出现昏迷和脑疝,眼底却可能正常。

脑膜瘤较常见的症状有头痛、渐进性视力减退、复视、耳鸣、嗅觉异常、局限性癫痫及某些精神症状等。有不少患者症状很轻微,表现也多种多样,例如,仅有间歇性轻微头痛,或偶有头晕,有人甚至表现为手脚无力、行动困难,被误以为脑卒中而久治不愈。由于这些症状常常是渐渐发生的,所以病人一般不会为此去就诊。因此,中年人特别是中年女性,在发现这些蛛丝马迹时,一定要多个心眼,以便早期明确诊断,获得最佳疗效。

(孙祥冬)

12. 有哪些方法可治疗脑膜瘤?

从临床上来说,脑膜瘤的治疗普遍采用两种方法:一是开颅手术切除;二是用微创性的伽玛刀治疗。

一般情况下,脑膜瘤的治疗应以手术切除为主。原则上应争取完全切除,并切除受肿瘤侵犯的脑膜与骨质,以期根治。脑膜瘤属脑实质外生长的肿瘤,绝大多数属良性,如能早期诊断,在肿瘤尚未使周围的脑组织与重要颅神经、血管受到损害之前手术,能达到治愈的目的。

但是,有一部分脑膜瘤,尤其是颅底脑膜瘤,肿瘤巨大,与神经、血管、脑干及丘脑下部紧密粘连,或将这些神经、血管包围不易分离,这种情况下,不可勉强进行全切除术,可以残留部分肿瘤,以免加重脑和颅神经损伤以及引起术中大出血的危险,甚至招致病人死亡或严重残废,但在术后可以加用伽玛刀治疗。

以下情况可进行伽玛刀治疗:①肿瘤直径在3厘米以内;②生长在脑深部、多发或颅脑底部、脑的重要功能区或神经血管密集部位的肿瘤;③开颅手术不能完全切除,且有残留的肿瘤或术后肿瘤复发

四、脑肿瘤

者；④年老体弱或因身患其他严重疾病而不具备接受开刀手术条件者。当肿瘤直径超过3.5厘米者可以用伽玛刀分次治疗。对于脑深部、多发或颅底脑膜瘤，尤其是海绵窦、脑干腹侧、岩斜等处的脑膜瘤，开颅手术难度高，往往不易全部切除，选用伽玛刀可以有效控制肿瘤，避免手术对颅神经的损伤。

（孙祥冬）

13. 脑膜瘤术后为何易复发？

脑膜瘤术后复发有两种含义：一种是指肉眼所见肿瘤全切除后，在原手术部位又出现肿瘤；另一种指切除肿瘤不全，残留肿瘤继续生长，症状复发。相关研究发现，脑浸润、瘤周水肿是导致脑膜瘤术后复发的致命因素。脑科专家曾对多例脑膜瘤病人的手术切除情况观察，并对病例标本、CT或MRI、复发情况等进行研究，发现其中有些脑浸润的脑膜瘤，无论全部切除病灶与否，其术后复发率均较高；而对无脑浸润的脑膜瘤实行全部切除，术后复发率较非全切手术显著降低。专家们通过对众多例全切的脑膜瘤病人进行研究，以脑浸润为研究影响因素进行分析，发现脑浸润导致肿瘤复发率升高,并且脑浸润对复发的危险度大。这说明脑浸润与脑膜瘤复发的相关性较大,有脑浸润的脑膜瘤复发率比无脑浸润者高出 41.2 个百分点。同时,对多例有瘤周水肿的病例进行研究,发现肿瘤全部切除并不能显著降低其术后复发率。以实行全部切除的瘤周水肿作为影响因素分析,发现有瘤周水肿的肿瘤,全切后复发率明显高于无瘤周水肿者,且高出 20.4 个百分点。

研究发现,由于在脑组织中浸润游走的脑膜瘤肿瘤细胞产生了短距离作用的体液因子,破坏了血－脑屏障,使肿瘤周围血管内皮细胞间隙增大,血管内液外溢,从而导致了瘤周水肿的产生,两者共同影响肿瘤术后的复发率。因此,对有脑浸润或瘤周水肿的肿瘤患者应该适当增大切除范围,以降低复发率。

由于脑膜瘤的发病原因尚不明确,预防也无从下手,因此,我们应该从身边的点滴做起,如避免接触有毒有害的化学制品及放射性物质,养成健康的生活习惯等。另外,正确合理使用手机也很重要。平时尽可能减少手机使用的时间和频率,可以选择耳机接听或使用固定电话。不使用手机时,手机要远离头部。很多人喜欢在睡觉时把手机放在枕头边,这是非常不可取的。

四、脑肿瘤

这里要提醒的是,早期发现脑膜瘤很重要,平时多留意脑部肿瘤的早期信号,出现头痛、恶心、精神症状等,且有症状持续存在或出现进行性加重时,应尽早到医院就诊,以便早期发现、早期治疗。

(孙祥冬)

14. 怎样早期发现垂体瘤?

通常垂体瘤患者最初就诊很少直接来到神经内外科,他们大多数因临床症状到妇科或内分泌科就诊,并结合相关检查得以确诊。只有很少一部分患者因头痛、视力不好而来神经内科就诊。尽管垂体瘤病人的早期症状往往轻微,容易漏诊或误诊。但是,还是有一些蛛丝马迹值得我们注意,如老年无功能性垂体瘤可导致垂体功能低下,视力下降;儿童及青春期垂体腺瘤也会出现视力下降或生长发育迟缓;男性泌乳素腺瘤会导致阳痿;女性泌乳素腺瘤会导致月经紊乱(停经、闭经)、泌乳等。所以,患者一旦发现月经异常、视力下降、泌乳等情况,应该及时到内分泌科门诊咨询。

这不仅需要神经科、内分泌科医生重视,而且需要相关科室如眼科、妇产科、神经外科等的重视,应加强各科对相关疾病与垂体腺瘤的鉴别诊断。其中,MRI检查(核磁共振成像)及内分泌激素测定是垂体瘤早期诊断的重要手段。

MRI检查 肿瘤直径<1厘米为微腺瘤,>1厘米而<3厘米为大腺瘤,>3厘米为巨大腺瘤。

内分泌学指标 血清PRL(催乳素)>30微克/升、血清GH(生长激素)>5微克/升、UFC(尿游离皮质醇)>80微克/24小时、ACTH(促肾上腺皮质激素)>40微微克/毫升。由于内分泌激素受内在和外在因素的影响,存在节律变化;对于皮质醇增高者,应做地塞米松抑制试验,以协助明确诊断。影响泌乳素增高的因素很多,但泌乳素愈高就愈支持垂体瘤的诊断。

临床症状、内分泌及影像学检查典型者,诊断垂体瘤并不难,如闭经、泌乳和泌乳素明显增高,MRI示肿瘤直径为2厘米,诊断为垂体泌乳素大腺瘤;如患者有肢端肥大、糖尿病、血清生长激素增高、核磁共振示垂体增大,诊断生长激素腺瘤明确;如视力障碍、视野双颞侧偏盲,有肾上腺、性腺、甲状腺激素水平低下,又无泌乳素、生长激素异常增高,核磁共振示肿瘤为4厘米,诊断为垂体无功能巨大腺瘤。

临床症状典型、内分泌学检查结果支持、核磁共振检查未见垂体明显增大,多为垂体功能性微腺瘤,应做垂体核磁共振动态增强,明确肿瘤的存在及位于垂体内的具体位置。

有临床症状、内分泌检查结果无明显异常、核磁共振显示垂体明显增大长瘤,可能为垂体无功能腺瘤或垂体、垂体区的其他病变。

临床症状不明显或轻微,内分泌及影像学检查支持,诊断上亦无困难。

仅有临床表现或内分泌检查异常,垂体影像学检查未能明确,应排除垂体以外的其他病变,并进行跟踪观察。影像学检查提示垂体增大,无明显临床症状及内分泌检查结果正常,除垂体瘤外,应想到垂体的其他病变和垂体区的其他肿瘤。

(林达伟　朱海平)

15. 为什么会发生垂体瘤？

脑垂体位于颅腔底部蝶骨的蝶鞍内、悬垂于大脑半球之下,故又名脑下垂体。垂体与颅腔之间隔有一层硬脑膜,称为鞍膈,将垂体隔离在颅腔之外。鞍膈中央有一小孔,名为漏斗孔,其直径通常<3毫米,垂体柄由此通过,向上与下丘脑相连。

　　脑垂体被称为"人体内分泌的总司令部"。主宰着人体生长发育及性功能等。脑垂体上有下丘脑激素调控，下有甲状腺、肾上腺、性腺激素反馈。甲状腺、肾上腺、性腺这三种腺体都是由脑垂体激素控制的，故也称其为靶腺。甲状腺位于颈部；肾脏上面有个肾上腺；性腺则是男性的睾丸、女性的卵巢。这些腺体功能的强或弱与垂体分泌密切相关，并由此对人体的代谢、生长、发育及生殖起着重要作用。如果脑垂体长瘤了，便会影响以上三种腺体。

　　垂体瘤起因　大部分垂体瘤起因于垂体本身，即起源于一个异常细胞发生基因突变，形成腺瘤，故微小腺瘤早期手术能够根治。小部分垂体瘤起因于下丘脑功能紊乱继发垂体病变形成腺瘤，而垂体腺瘤只是下丘脑内分泌功能紊乱中的一个阶段而已，故切除垂体腺瘤只能治标，不能治本，且易复发，术后必须辅以下丘脑区放疗或药物治疗。

　　垂体瘤分类　垂体瘤根据激素功能分类，分为无功能性肿瘤、生长激素腺瘤、泌乳素腺瘤、促肾上腺皮质腺瘤、促甲状腺瘤、促性腺瘤等六大类。常见的有四种类型：第一种是无功能性的，这种肿瘤本身不分泌激素，其主要症状由压迫邻近组织（包括神经、血管、脑组织等）引起。如肿瘤离视神经近，压迫视神经、视交叉，可造成视力模糊、视力·

减退、视野缺损等,时间长了可造成视神经萎缩而失明;如压迫或侵袭海绵窦,可出现颅神经麻痹等。第二种是生长激素腺瘤,由于分泌生长激素过多,青春期前发病表现为巨人症,青春期后发病则出现肢端肥大症。第三种是泌乳素腺瘤,此类患者外表上没有什么特征,因泌乳素分泌过多而出现女性闭经泌乳,男性乳房发育、性腺功能低下等症状。第四种是促肾上腺皮质腺瘤,患者表现为向心性肥胖、满月脸、痤疮,女性可出现长胡须等症状,有的患者还会在腹部、大腿等处出现类似妊娠纹的紫纹表现。此外,根据瘤体的大小还可分为微腺瘤、大腺瘤、巨大腺瘤等。

(田恒力)

16. 治疗垂体瘤开刀好还是吃药好?

现在治疗垂体瘤的主要方法有手术治疗、放射治疗和药物治疗,其中,手术治疗是首选,药物、放疗、伽玛刀等为辅助治疗。

但是,有不少专家主张药物治疗。可我认为应该早期诊断、早期开刀。

早期开刀有两大优点 一是垂体微腺瘤可

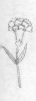

以根治;二是可以保留垂体的正常功能。如果垂体瘤生长过大,已超过正常垂体大小,如开刀彻底摘除全部垂体瘤,结果会导致垂体功能减退需要药物替代治疗。所以,对＜10毫米的垂体微腺瘤宜早期开刀。国外泌乳素微腺瘤开刀率逾80%,而国内目前不及10%。大多是采用药物治疗,即口服溴隐亭。在这两大观点中,多数专家主张对微腺瘤采取药物治疗,但我主张对微腺瘤要早期开刀。这是为什么呢?早期诊断,早期吃药,确实是符合患者的想法,因为对脑子开刀很怕的患者,只能采用吃药的方法进行治疗,但吃药(溴隐亭)只能使瘤细胞的胞质缩小,而不能杀灭瘤细胞,停药后又长大,必须长期服药,经济代价太大,一次开刀不过一二万元,且不需要经常到医院看医生,吃药的费用是个无底洞,且一辈子吃药,长期受药物不良反应(如恶心、呕吐、体位性低血压等)的煎熬,痛苦倍增。

临床手术分为两大类 一种是开颅手术,就是把颅骨打开,抬起脑组织才能看到瘤,这种手术创伤比较大;另一种手术(方法)是经鼻蝶入路显微手术。后者比起开颅手术,具有创伤和危险性小、恢复快、治愈率高等优点。尤其值得一提的是,这种手术方式对颅、面结构损伤小,患者无须担心术后会破相。

随着现代放射外科的迅猛发展,出现了如 γ 刀、X 刀等新型放射治疗方式。客观地说,这些治疗方式对某些垂体瘤确实有一定效果,但要强调的一点是,必须掌握好适应证。一旦垂体瘤组织挤压或侵袭了正常垂体组织,磁共振成像难以区分两者,照射时不可避免会影响到垂体组织及其功能。而且,伽玛刀也并非真正无创,毕竟它是一次性的大量伽玛射线照射,且作用时间长达数年。虽然它可以较精确地计算出磁共振成像肿瘤影上的剂量及周围正常组织的剂量,但也会好坏不分,导致射线多了产生不良反应,少了则疗效差。伽玛刀治疗还有一个原则,就是要保护邻近的重要组织结构,如视神经等,一般以离开视神经、视交叉 3~5 毫米为宜。总的来说,放射治疗确实有一定疗效,但主要是辅助性的。

(田恒力)

17. 垂体瘤会"扫性"吗?

男性性欲下降除了去男科做检查外,不要忽视神经科的病变。以性欲下降为主要症状的垂体瘤是一种巨大的侵袭性腺瘤,患病比例男性是女性的 6.5

倍。垂体瘤是颅内较为常见的良性肿瘤,根据其大小可分为垂体微腺瘤、垂体大腺瘤、巨大腺瘤或巨大侵袭性腺瘤。男性微腺瘤主要表现为性欲下降、勃起功能障碍、不育及男性乳房发育,还可表现为胡须腋毛等体毛脱落、面色变白等,这些症状很容易被男人长期忽略或是辗转在男科治疗。直至肿瘤长大到性功能几乎完全丧失或视力下降明显才想起就诊,而这时已经很难治愈。临床上经常见到二十三四岁的阳光男孩,本来已到了谈婚论嫁的年龄,却对与女孩交往不感兴趣,而家长往往以为孩子内向不会谈恋爱,忽视了原发疾病——垂体瘤。另外,生育期女性如出现月经紊乱,或停经、泌乳、不孕综合征,也是典型的垂体腺瘤表现。

要注意的是,如果垂体瘤能够在垂体微腺瘤阶段被发现,其治疗效果是非常理想的。因此,特别是30～50岁之间的男人,要重视性功能下降的情况,别光顾要面子而延误就医。

(熊文浩)

 18. 泌乳素瘤会导致女性不孕吗?

有些年轻女性平时月经规则,后逐渐出现周期不规则、经量减少，最后发展到停经、闭经，虽经妇科治疗仍不见好转。如果同时还伴有头痛或者是视物模糊的情况，一定要当心是否患上了一种称为泌乳素瘤的中枢神经系统疾病，建议尽早去看神经外科或内分泌科医生。若抽血化验结果显示一种称为泌乳素的激素远高于正常，或头颅影像学检查示鞍区占位时，则诊断基本可成立。另有相当一部分女性婚后长期有正常的性行为且没有避孕的情况下"只开花不结果"，除了双方生殖系统方面的因素外，患垂体瘤可能是引起不能怀宝宝的一个重要原因。

青春期女性和非哺乳期女性可能在无意间发现乳头流出白色液体而无其他不适，给生活和工作带来诸多不便，这种无端溢液也可能是泌乳素瘤惹的祸。

因此，一经明确诊断应立即治疗，治疗均以手术摘除肿瘤为首选。经蝶窦显微镜下手术可以取得满意效果。如肿瘤微小、切除完整可不必再行放射治疗；如肿瘤巨大、已超越鞍膈甚远者可考虑经额手术。术后可再加放射治疗。另外，有相当多病人通过服药也可达到治疗目的。泌乳素瘤患者在手术或服药治疗后大部分可恢复月经并怀孕。

（孙青芳）

19. 脑胶质瘤可用中医药治疗和调养吗？

在脑瘤患者中，脑胶质瘤发病率最高，约占40％以上，综合发病年龄高峰在 30～40 岁，或 10～20 岁，多生长在大脑半球、脑室系统甚至脑干。脑胶质瘤的生长特点为浸润性生长，与正常脑组织无明显界限，对脑组织破坏较大，偏良性者生长缓慢，病程较长，自出现症状至就诊时间平均两年；恶性者瘤体生长快、病程短，自出现症状到就诊时多数在 3 个月之内，70％～80％多在半年之内。目前国内外对于胶质瘤的治疗普遍为手术、放疗、化疗、X刀和伽玛刀等。

从理论上讲，手术不可能完全切除胶质瘤，生长在脑干等重要部位的肿瘤有的则根本不能手术，所以手术的治疗目的是：明确病理诊断，减少肿瘤体积，降低肿瘤细胞数量，改善症状，缓解高颅压症状；延长生命并为随后的其他综合治疗创造时机；获得肿瘤细胞动力学资料，为寻找有效治疗提供依据。放射治疗几乎是各种类型胶质瘤的常规治疗，但疗效评价不一，除髓母细胞瘤对放疗高度敏感、室管膜瘤中度敏感外，其他类型对放疗均不敏感。此外，射线引起的放射性坏死对于脑功能的影响亦

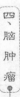

四、脑肿瘤

不可低估。化疗原则上可用于恶性肿瘤,但化疗药物限于血脑屏障及药物的不良反应,疗效尚不肯定,常用 BCNU、CCNU、VM - 26 等有效率均在30％以下。

因此,根据脑胶质瘤的生理特征及发展规律异质性、异变性、转移性,采用现代医学与传统中医学相结合的方法,促使中药通过血脑屏障归精入脑,穿破瘤体组织,封闭肿瘤组织的血液循环,使正常的脑细胞有序分列,并直接进入瘤体起到吞噬消除作用,以改善脑部微循环,使血氧代谢增强,病灶软化、缩小。根据不同的病情采用不同的治疗方法,辨证施治分期治疗,可提高患者抗病力,抑制肿瘤生长,缓解或消除症状。中医药治疗适用于手术部分已切除、术后复发、X 刀、伽玛刀、放化疗后的患者,尤其是脑胶质瘤引起的头痛、恶心、呕吐、耳鸣、肢体麻木、抽搐、精神障碍、视物不清等症状。

(王维平)

 20. 你了解头颈部肿瘤吗?

所谓头颈部肿瘤包括颈部肿瘤、耳鼻喉科肿瘤和口腔颌面部肿瘤三大部分,而甲状腺瘤、喉癌、副

鼻窦癌、舌癌、牙龈癌、颊癌等较为常见，其中有90％以上是鳞状细胞瘤，男性发病率高于女性，且好发于50岁以上人群。很多头颈部肿瘤经过有效的对症治疗是可以得到控制和治愈的，早发现和早治疗仍是临床治疗的关键。

在我国，头颈部肿瘤在危害人们健康的恶性肿瘤中排第七位，其发病率也在逐年上升。头颈部肿瘤的最大诱因就是吸烟，吸烟超过20年以上者是头颈部肿瘤发病的高危人群。如果吸烟加上酗酒，罹患头颈部肿瘤的风险要比不吸烟和不酗酒者高出15倍。所以，远离吸烟和酗酒，保持健康的生活和饮食习惯，避免过度劳累是预防的关键。

头颈部肿瘤的综合治疗非常重要，如在头颈部肿瘤发病最高的鼻咽癌治疗中，放疗是最有效的治疗方法，但病情进一步发展，就需要放化疗综合治疗。鼻腔鼻窦的恶性肿瘤，在大多数情况下需放疗和手术综合治疗。但从目前的临床治疗情况来看，对患者而言，放化疗的不良反应普遍较大，绝大部分患者会出现众多严重的不良发应和并发症。如何在临床对症治疗的同时保持患者头颈部器官的功能，降低放化疗的不良反应，使患者在赢得生命时保证生活的质量已成为近年临床研究的重点。

四、脑肿瘤

而对于复发和转移性头颈部鳞状细胞肿瘤和远处转移式第二原发瘤的突破性治疗方案的探寻，也是临床的研究热点。近年来临床研究和治疗的主攻目标是控制症状，提高生活质量和延长生存期，以及分子靶向药物的临床使用和推广，并通过来自多国的临床研究证实，在放化疗时配合使用最新分子靶向药物爱必妥，效果显著优于单纯放化疗治疗效果，能在显著提高治疗效果和延长患者生存期的同时，最大限度地保护正常组织，大大减少放射治疗的不良反应。

　　由于感官腔腔相连、窍窍相通，因此很多头颈部肿瘤的早期症状不明显或出现异位症状，易被忽视，或漏诊、误诊。因此，要做到早发现、早诊断和早治疗，应该重视以下一些症状：①口腔溃疡超过2周不愈；②不明原因的唇、口腔、咽喉和颈部、颌部肿块；③咀嚼困难、吞咽疼痛；④持续鼻塞或鼻出血；⑤吞咽或伸舌受限；⑥声音持续嘶哑或声音改变；⑦口腔黏膜呈异常白色（黏膜白斑病）或红色斑块；⑧涕血、上颌疼痛、耳痛、耳闷、耳聋、复视、头痛、面麻等种种症状。若一旦出现这些症状就应引起重视，及时到医院进行排查和诊断。

（胡超苏）

五、头晕与头痛

在我们日常生活中,不少人都有过头晕的经历。头晕是一个综合病症,是许多疾病的临床表现之一。引起头晕的常见原因有神经系统病变、脑缺血病变、小脑病变、脑部病变、脑外伤、某些类型的癫痫等。此外,药物反应、自主神经功能失调以及某些神经症的病人也常常会感到头晕。

由世界卫生组织发起和组织的调查显示:随着生活节奏的加快,目前,中国内地 18～65 岁人群中原发性头痛发病率为 23.8%,主要为紧张型头痛(10.77%)和偏头痛(9.3%)。中国头痛的发病率呈上升趋势,已不是偶发疾病,而是易反复发作的常见慢性疾病。应该引起重视。

1. 头晕、眩晕、晕厥有何不同？

　　头晕、眩晕及晕厥本身并非独立疾病，而只是一种常见症状，可能与全身各系统、各器官均有联系。

　　头晕　是由多种原因引起的头昏沉、飘忽、头部难以名状的不适感、头重脚轻、眼花、站立不稳等症状。头晕时无自身旋转或周围景物旋转的感觉，一般无倾倒及眼球震颤。多为内科各种疾病如心血管疾病、各种贫血、多种原因的供血不足、脑动脉硬化或中毒等所致。

　　眩晕　是由平衡感觉障碍引起的，是对空间定位产生的一种运动错觉（幻觉）。患者在睁眼时有周围景物旋转、上下晃动或左右移动的错觉，而闭目时则有自身旋转或晃动的错觉。眩晕还常伴有眼球震颤、平衡失调以及恶心、呕吐、周身出汗、面色苍白等症状。多为耳鼻咽喉科或神经内科疾病所致。

　　晕厥　就是通常所说的晕倒、昏迷、不省人事，是突发暂时性脑缺血引起的短暂意识丧失。晕厥患者发病前常常先感到头晕眼花、头部发轻，有天旋地转、视物模糊、恶心等感觉。晕倒后，患者四

194

肢瘫软、面色苍白、周身冷汗、脉搏细弱、血压下降，有时还会呕吐。而患者躺平以后，脉搏、血压、面色很快好转，继之清醒。醒后除感到全身无力、疲乏倦怠外，没有其他症状，半小时后可逐渐恢复正常。晕厥发作的病因很多，可分为血管舒缩功能障碍性晕厥、心源性晕厥和脑源性晕厥。

头晕不同于眩晕，也不同于晕厥，但它们之间存在内在联系，在一定条件下，可互相转化。因此，对于日常生活中出现的头晕，不能掉以轻心，要及时进行诊治。

1）如果您从事的是教师、编辑等工作，经常头晕可能是由于长期伏案工作缺少运动所致。这种情况下易发生脑血管弹性减退、颈椎疾病，若再加上高血压、糖尿病、血脂异常等导致血管硬化的因素，很容易引起椎基底动脉供血不足。现在随着电脑走进千家万户，许多年轻人长时间操作电脑，致使椎基底动脉供血不足的患者越来越年轻化。

2）如果您是中年人，反复出现眩晕，要当心可能是梅尼埃病。此病除眩晕外，常伴有听力下降、耳鸣、耳闷胀等。发作时患者不敢睁眼，一睁眼则感觉周围物体转动，闭眼感觉自身在转动，并可出现面色苍白、出汗、头痛、脉快、血压低等表现，眩晕可持续数小时到数日，逐渐减轻。

3）如果您是由于精神紧张、疲劳而致的头晕，经过休息，可在 1～2 天内好转，无任何后遗症，做各项检查均正常，应考虑自主神经功能紊乱。

4）如果您乘船、车、飞机或坐旋转玩具时出现头晕、恶心、呕吐、出冷汗、面色苍白等症状，可能是晕动症，俗称晕车、晕船。

5）眩晕症患者常会突然发作，容易摔倒并引起外伤等意外，开车、从事高空作业的人士及老年人尤应注意。

（李晓萍）

 2. 头晕有几种可能？

1）如果起病隐匿，进展缓慢，早期有头晕情况，有时候还伴有头痛、头胀、眼花、耳鸣、失眠、健忘、烦躁等症状，小心是高血压病，同时要注意高血压引起的血管硬化，是诱发脑供血不足导致头晕的一大原因。

2）如果起病缓慢，以头晕、乏力为主，同时以面色苍白、心慌为特征，有的还伴有舌与口腔炎症，皮肤干燥，毛发脱落，儿童发育迟缓，要注意可能是缺铁性贫血。

3）如果同样是头晕、乏力、面色苍白、心悸,但病情迅速恶化,发展比较快,同时还可能有持续发热、皮下出血、齿龈渗血等,请注意可能是再生障碍性贫血或其他一些血液疾病。

4）如果以头晕脑胀、头痛失眠、注意力不集中、记忆力不好、容易疲劳为特征,多与身体素质、劳累过度或长期情绪紧张有关,常见于青少年和脑力劳动者,可能是神经衰弱的表现。

5）如果头晕头痛、疲乏无力,特别是出现半侧肢体萎软无力、活动不灵活、口眼歪斜、语言障碍等症状,要注意可能是脑卒中先兆或卒中后遗症。

6）如果起病缓慢、病程较长,也是以头晕、乏力、面色苍白、心悸为特征,且有子宫不规则出血,则可能是功能失调性子宫出血。

7）如果头晕、头痛,同时有鼻部疾患,则可能是副鼻窦炎引起的头晕。

（石　明）

 3. 何为良性阵发性位置性眩晕？

一般的头晕症状本身多不会引发严重的不良后果,其预后状况也比较好。但对于老年人来说,头晕不仅会给其带来沉重的精神压力,还常常引起摔伤致残甚至致死等意外,发生率高达 15% 以上。引起老年性头晕约 90% 是由于椎基底动脉供血不足。此外,患有心血管疾病的老年人常常有血液流变学改变,以及由于自身免疫性反应所致的免疫复合物,也可使血流不畅、供血减少。脑组织对血氧变化十分敏感,在这种长期由于椎基底动脉供血不足而缺氧的情况下,很容易引起脑功能障碍,从而发生头晕症状。

眩晕患者中有 50%,在老年患者中甚至有 50%~70% 的人是良性阵发性位置性眩晕。当变换体位或头颈无意识地左右旋转时出现眩晕,反复发作后有自愈倾向,故称良性。这是由于内耳的耳石脱落引起的,如果能在发作时给予及时的耳石手法复位处理,会好得更快。要了解这个病,我们首先要认识内耳。内耳埋藏于颞骨,分为前庭、半规管和耳蜗三个部分。由于结构精细复杂,内耳又称迷路,里面互相有管道相通,有淋巴液在流动,这就是人们常说的耳水,前庭、半规管与人体能否维持平衡有密切关系。眩晕的发病机制多半涉及到这些结构上的问题。良性阵发性位置性眩晕的发病机制,多数学者用耳石症假说来解释。内耳里的小石头长在前庭后上部的椭圆囊里,但这些石头非常

细微,肉眼看不见。可能由于供血不足、老年性退变等原因,这些耳石变性脱落,正好掉进并沉积在与椭圆囊相连、呈半环状的半规管里。每当患者睡觉翻身,头部转到某一特定位置时,沉积的耳石便会随之沿半规管的耳水(内淋巴液)流动起来,刺激壶腹嵴毛细胞,从而引起眩晕、眼震、倾倒、颈和肢体张力改变,以及自主神经系统反应如大汗、面色苍白等。

由于药物治疗对良性阵发性位置性眩晕无效,也缺乏其他有效治疗措施,既往以保守治疗为主,主要采用前庭习服训练,但患者常因不能耐受训练中反复诱发的眩晕而终止治疗训练。各种手术治疗因固有的并发症、危险性及疗效的不确定性更不易被患者接受,此病一度成为困扰患者和医生的常见难题之一。近年来,国外学者根据其发病机制设计了一种新的治疗方法,即耳石复位法。就是在仪器监视下,对患者实施特殊的体位运动,使异位游离到半规管中的耳石复位于耳石囊而终止眩晕发作。其基本的诊疗过程是:首先进行系统的前庭功能检测,对异位的耳石进行定位诊断,然后在红外视频眼震仪的监视下实施耳石复位治疗,治疗过程短则十几分钟,一般 1～2 次复位治疗即可解除眩晕。目前该治疗方法已成为国内外治疗良性阵发性位置性眩晕的首选措施。

4. 为什么不能轻视老年人头晕？

　　头晕是一种头昏、眼花、身体摇动的感觉，严重时可伴有恶心、呕吐、面色苍白和自身及周围物体的旋转感。

　　引发头晕的原因很多，也许是体质虚弱、过劳、用脑或视力过度所致的亚健康状态，或过量烟酒所致，也有因乘车船所致的晕动病，以及贫血、梅尼埃病、神经官能症等均可有或轻或重的头晕症状。

　　老年人的头晕有其特殊性，虽然有些老人也许只是因失眠或精神因素导致的一般性头晕，或可能是上述提到的一些疾病，但更多的则与老年病有关，如高血压、颈椎病、脑动脉硬化、高脂血症、高黏血症等。颈椎病是中老年常见的疾病，由于增生肥大的骨关节可直接刺激或压迫椎动脉和脑基底动脉，导致脑供血不足，往往出现发作性眩晕，其发病常与头颈转动相关，呈现旋转性、浮动性或摇晃性眩晕，同时可见复视、火花等。

　　脑动脉硬化症多在 50 岁以后缓慢起病,60 岁以后症状渐明显,常诉头晕、头痛或易疲乏、四肢麻木、记忆力减退、嗜睡,严重者发展为脑动脉硬化性痴呆。

　　短暂性脑缺血发作多见于 50 岁以上有动脉硬化症的患者。发病时患者往往有明显的突发性头晕、眩晕,可伴有晕倒、复视,甚至言语不清、吞咽困难,易与脑梗混淆。其神经功能的缺失是短暂的,24 小时内可完全恢复正常,但又可反复发作。

　　高脂血症、高血黏症及糖尿病等常见老年病患者也往往有头晕、肢麻等症状。患糖尿病的老人还应该警惕低血糖,糖尿病病人低血糖时的最初表现也是头晕,并有饥饿感、手抖、心慌、出汗等症状,检测血糖即可确诊。

　　头晕是高血压病人最多主诉的症状,患者还常伴有头痛、耳鸣、失眠、后颈牵张感、健忘、注意力不集中、乏力等,当出现剧烈头昏、头痛时,应该警惕高血压危象。高血压老人如果经常性头晕,出现一侧肢体麻木、乏力,甚至有言语不清、偏瘫等症状时应该及时就诊,必要时做头颅 CT 检查,以及早发现缺血性脑血管病,如脑梗、脑血栓形成、腔隙性梗死等。除头晕外,若患者剧烈头痛,血压持续升高,超过 200/120 毫米汞柱,并有恶心、呕吐、视力模糊等不适时，提示可能有高血压脑病，如不及时就诊，会很快出现失明、失语、昏迷等。高血压老人最严重的并发症是脑出血，患者会出现头晕加重、眩晕，并突发偏瘫、偏身感觉障碍、偏盲和大小便失禁等。

头晕是老年人最常见的不适，往往提示一些老年病的发生与发展，老年人严重的头晕需警惕一些危重急症。而对老年人一般性头晕应该查清病因，针对病因积极治疗，同时也可应用地西泮（安定）等镇静剂、维生素 B_6、敏使朗、眩晕宁等中西药物，以及时缓解症状。

眩晕宁是古方今用治疗眩晕、头晕的有效中药制剂，该药对梅尼埃病有良效，对晕动病等耳性眩晕、脑动脉硬化引起的脑性眩晕，以及高血压、低血压、高血黏症、高脂血症、颈椎病、贫血等所致的眩晕也有明显的缓解作用。

（李树堂）

 5. 头晕患者怎样挂号？

一般而言，头晕最多维持 1～2 周便消失，若超过的话就应尽快看医生。头晕的病因很多，往往涉及神经内科、心内科、耳鼻咽喉科等科室。患者就

诊时要将自己的病史详细地告诉医生,通常要进行血色素、血压、心跳、血糖等检查,甚至可能要检查听觉、进行头部CT扫描等,以便医生能及时作出正确的诊断。

根据患者病情,选择挂号的科室可参考以下内容。

(1)耳鼻咽喉科 突然起病的旋转性眩晕伴或不伴听力下降、耳鸣、无血压改变者,应到耳鼻咽喉科就诊。

(2)神经内科 40岁以上不明原因的头晕或伴有肢体麻木偏瘫者,应到神经内科就诊。

(3)内科 头晕伴有血压改变及头晕伴发热、出汗者应到内科就诊。

(4)心血管科 原有心脏病史,出现眩晕伴心悸、呼吸困难等症者,应到心血管科就诊。

(5)眼科 头晕伴视力减退、眼前有飞蚊感等症者,应到眼科就诊。

(6)血液科 头晕伴面色苍白或皮肤有淤点、淤斑的病人,应到血液科就诊。

(7)骨科 头晕和体位密切相关,伴有手臂麻木者,应到骨科就诊。

头晕患者应注意下述情况——

1)头晕严重时,应尽量卧床休息,在上下床时动作应缓慢。因为平衡系统需要时间适应。

五、头晕与头痛

2）如果头晕情况持续（尤其持续 1 个月以上者），就应保持适当运动，因为此时不多活动，会令身体功能退化，使平衡系统失调，因此不可只躺着不动。长时间反复刺激、训练可使前庭反应适应性增强，如舞蹈演员、飞行员的训练方法可使某些眩晕病人的症状或平衡障碍得到好转。

3）忌烟、禁酒及咖啡、红茶，不喝或少喝有咖啡因的饮料，可多饮绿茶，或加菊花、茉莉花一同泡饮，以醒脑明目。饮料中含糖量不宜过多。

（张　伟）

 ## 6. 哪些头痛应立即就医？

有人说，头痛脑热不是什么病，根本不必管它，休息一两天就好了；也有人认为，头痛不得了，可能是脑子里面长了肿瘤，故而吃不香，睡不安，惶惶不可终日；还有些人根据自己的经验，不管什么样的头痛都吃止痛片，以不变应万变，结果耽误了自己的病情。

针对上述种种现象，有关专家提出忠告，应当把头痛看成是一种信号或警告，提醒自己去看病，找出究竟是什么原因引起头痛，然后再对症下药。

204

因为有些头痛需要认真对待,不能麻痹大意,以免铸成大错,导致终生遗憾。例如,突然发生、使人难以忍受的剧烈头痛;头痛伴有发热;头痛伴有精神错乱或神志不清;头部外伤后头痛;五官局部(例如眼、鼻、耳等)疼痛合并头痛;60岁以上的人突然出现头痛;儿童反复出现头痛;头痛影响日常生活;头痛伴看东西有双影;久患头痛,最近头痛性质或形式突然改变;任何一种在咳嗽、解大便或弯腰后疼痛明显加重,或与身体位置变化有关的头痛;头痛伴有恶心、呕吐及视力下降;头痛使人从睡眠中痛醒;头痛伴有身体或四肢形状改变;头痛伴血压明显升高;头痛伴手脚活动不灵便,或者感觉发麻。

此外,到医院看头痛时,病人向医生诉说病史特别重要。可是有些病人因路途遥远或者行动不便,不能自己到医院,几经传递,将头颅CT或磁共振(MRI)片子拿到医生那儿,希望医生马上给出正确的诊断和治疗方案。殊不知每次花费几百元乃至几千元所做的先进的检查虽可显示身体内的微小变异,却不如花几元钱挂个号,让病人亲自向医生诉说病史,说清楚头痛发作的来龙去脉而更重要。病史是诊断疾病性质的最重要的原始资料,尤其是对头痛的病因判断。病人没有就诊,没有提供详细的病史,医生对病人就不会有深入的了解,即使做了再多的检查,也不可能得出正确的诊断。

(王桂松)

7. 夏季易发生哪些头痛?

在各类常见病症中,头痛的发生率仅次于感冒。我国城市居民中大约57%的人经历过不同程度的头痛。尤其是夏季,有的人更容易发生头痛,且呈阵发性,夏季一过,头痛又会不治即愈。发生在夏日里的特发性头痛常见的有以下几种——

(1)冷刺激性头痛 炎热的夏天,有些人在吃冰淇淋或吹空调之后,会出现头痛症状,这就是所谓的冰淇淋性头痛,医学上称为冷刺激性头痛。其发病机制还不太清楚,可能是由于冷饮对舌和口腔黏膜的冷刺激反射性引起颞动脉痉挛,当痉挛达到最大限度时,就转为被动性扩张,血流冲击着扩张的动脉壁上痛觉神经末梢而引起头痛。

(2)疰夏性头痛 这是一种典型的季节性头痛,一到夏天就发作,入秋之后,不治即愈。尤其是在气温突升的初夏和气温超过37℃的酷暑时段最易发生,并伴有食欲减退、低热、全身乏力。这种头

206

痛是因自主神经功能紊乱所致,大多发生在身体虚弱、气血不足者身上。

(3)低颅压性头痛 其原因是炎夏气温高,暑气逼人,人体为了散热降温,通过汗液的蒸发而丢失大量的水分,如果不及时补充水分,则可导致人体脱水,脑脊液亦随之减少,当人体站立时,脑脊液减少导致颅内压力下降,脑组织就会轻度下沉或震动,而脑脊液的水垫作用亦减弱,从而使得脑部的神经根和血管受到牵拉而出现头痛症状。

(4)低血糖性头痛 出汗多、进食少、体能消耗大、睡眠不足,这是夏季生活的基本特点。夏日进食少,消化吸收功能差,血糖浓度自然降低,脑细胞缺少氧气和能量,从而发生低血糖性头痛。

(5)情绪性头痛 有些人对闷热的环境、火辣辣的太阳有一种厌烦心理,情绪低落,心烦意乱,结果出现情绪性头痛。

(王桂松)

 8. 女性经期为何易发生偏头痛?

经期偏头痛是偏头痛的一种,它虽然并不可怕,但却是一种非常折磨人的症状,其头痛范围通

五、头晕与头痛

常局限于头部一侧,但也有两侧同时发生的。偏头痛的位置一般在颞部至前额或头顶部,并且有一定的发散性。女性经期偏头痛一般是每月一次,发病时间基本在月经来临前后。

假如只是一般性的经期偏头痛,发病前几乎没有任何前兆,在开始时是搏动性的头痛,通常源自左眼或右眼的上方,也可能从头的背面开始发作,然后延及头的一整边。比较严重的经期偏头痛在发病前有前兆,如视觉混淆、身体虚弱、语无伦次及各种感觉受干扰等。有时候在视野中会出现一些闪亮的星光、火花或简单的几何图形。偏头痛发作时通常伴有恶心、呕吐、视线模糊、四肢刺激及麻痹症状,持续时间最长可达 10 小时以上。

临床医学研究发现,女性在月经期开始的最初两天出现偏头痛的可能性是一个月中其他时间的两倍。一项对 81 名女性所进行的研究结果显示,那些容易出现偏头痛的女性,在月经期开始前的两天内也易出现偏头痛。另一方面,在排卵期内偏头痛发作的危险性则下降。

研究人员发现,被调查的 81 名女性的偏头痛在月经期开始的最初两天发作的危险增加了两倍,在月经期开始之前的两天时间内发作增加了 80%,但是在排卵期内偏头痛的发作减少了 56%。这一发现仅适用于无先兆的偏头痛。有先兆的偏头痛往往在偏头痛发作之前有一个短暂的视力或其他身体指征的异常表现，预示着偏头痛将要发作。近3/4的偏头痛患者是女性，而一般认为激素的波动是造成这一现象的重要原因之一。

研究结果显示，一个月内激素水平的变化会改变偏头痛发作的次数，但并不能改变偏头痛本身的特点。研究人员认为，在月经期开始之前雌激素水平的降低可能会诱发偏头痛的发作。

偏头痛的诱因有很多，压力过大、疲劳过度、饮食不当、激素失调等都可以引发偏头痛，具体可分为以下几点——

（1）可疑食物 ①酒精，如红酒、啤酒等；②调料，如味精、辣椒、咖喱粉、胡椒等；③肉类，如牛肉、猪肉、鱼肉及火鸡肉等；④水果，如柑橘、苹果、香蕉等；⑤乳制品，如脱脂或全脂牛奶、羊奶、乳酪、优酪乳等；⑥巧克力，不仅容易发胖，其含有的干酪氨是引起偏头痛的主要可疑物。

（2）遗传因素 与基因有关，约有60%的患者有家族偏头痛。

（3）心理压力 女性在工作中难免遇到一些不顺心的事或一些棘手的问题，加上现代都市紧张的生活和工作压力，使大脑神经处于紧张状态，有时

209

情绪低落,极度疲乏又缺少运动,睡眠时间过长,生活没有规律,有时长时间不吃东西,有时狼吞虎咽等都会导致经期偏头痛。

(4)电磁辐射 有些女性在电脑前工作容易患经期偏头痛,这是因为受电磁辐射。此外,如电视屏幕、镁光灯、强力阳光等,这些因素也会使人的眼睛疲劳,从而引发头痛。

(5)供血原因 动脉管径的改变会使供应到脑部的血液量减少,从而造成偏头痛。此外,情绪紧张、饥饿、缺少睡眠、噪音、强光、气候变化以及某些药物(如口服避孕药)也有可能诱发偏头痛。

（陆钦池）

9. 性爱时为何会头痛？

有些人在夫妻同房时,一接近性高潮就头痛。这究竟是怎么回事呢?

这是一种性爱头痛症,国外叫"性相关性头痛"。这种与性活动有关的头痛通常表现为钝痛型头痛或暴发性头痛。钝痛性头痛是在性活动时出现头和颈部钝痛,在性兴奋增强时加剧;暴发性头

痛是在性高潮将要来临或已达到时突然出现的剧烈头痛,来势凶猛。这种头痛一般持续 10～20 分钟,然后消失或变为隐隐作痛的钝痛,第二天醒来并不出现什么异常。类似的头痛不但会发生在夫妻性生活时,就连手淫时也可出现,所以提醒未婚男女都要注意。

患性爱头痛症的男人比女人多得多。通常性交过频、持续时间过久使身体过度疲劳,做爱时房间空气不通畅,外面环境太嘈杂而心烦意乱,或情绪过于亢奋都可能引起头痛。高血压、肥胖、疲劳者及精神压力大的人比较容易发生"性高潮头痛"。高血压患者比较容易因血管扩张而产生头痛,因此,有高血压及心血管疾病或长期吸烟者,都不能忽视这种反应。另外,有偏头痛及其他头痛病史者也较容易发生。调查显示,性交头痛者 25% 有偏头痛病史,23% 有其他头痛病史。

女性的性交头痛,大多来自于交感神经过度刺激,导致交感及副交感等自律神经发生痉挛现象而传导到头部;若本无情绪做爱,但又不愿使对方扫兴,性心理没有获得满足,情绪压抑也会导致头痛。如果只是轻微的症状,一般没有大碍;但若是因为疾病引起的神经过度痉挛,就要小心,超过预期的极度兴奋也会有生命危险。

经常被性爱头痛困扰的人最好做身体检查,以确认是否与脑出血有关。如果是肥胖及运动量不足者,可以通过减肥和增加运动耐受力来解除。如果是肌肉紧张型头痛,一般肌肉松弛剂就可以达到效果。高血压患者使用 β 受体阻滞剂及钙离子拮抗剂可有效改善头痛症状。

由于很多人觉得性爱头痛较难启齿,从而延误治疗。其实若能有针对性地解决问题,性爱头痛是可以预防并用药物控制的。性爱头痛的发生与性心理、性生理、性知识、性习惯等有关。

预防性爱头痛要注意以下几点:要建立良好的生活方式,加强身体锻炼,增强心血管功能;要控制情绪,不过度兴奋,性生活不要过频过密;要创造良好的做爱环境,养成良好的卫生习惯,做爱之前清洗好身体;肥胖者要减肥,高血压者要控制血压,高血压患者或有偏头痛病史的人在做爱前半小时应服少量药物。身体疲劳时不要过性生活,在性生活时可改变性交姿势,采用减轻劳累的性交位置。普萘洛尔(心得安)对治疗性相关性头痛有效,头痛发作时可服止痛药,如吲哚美辛(消炎痛)或布洛芬等。如果性爱头痛症经常发作,或剧烈头痛超过几小时,尤其是出现恶心、呕吐等症状时,就不要小看它了,应去医院检查,以排除其他凶险的疾病,如动脉瘤和脑瘤的可能。

（卫　华）

10. 头痛、头晕与脑瘤有关联吗？

说起历史上最著名的头痛头晕的故事，可能与三国时代的曹操和华佗有关。曹操中年始即有头痛，随着岁月迁延而头痛加剧，晚年更是死于头痛。至于究竟是什么疾病引起的头痛，现今已无从考证。然而，从神医华佗曾提出为曹操开颅治头痛的观点看，曹操的头痛应是颅内占位引起，其中最有可能的就是脑瘤。那么在日常生活中，我们如何看待头痛、头晕与脑瘤的关系呢？如何及早发现脑瘤并对症治疗呢？

脑瘤引起的头痛，一般呈持续性，且逐渐加重。理由在于肿瘤呈膨胀性或弥漫性生长并常引起脑水肿，引起颅内压力持续升高，只要肿瘤尚在，头痛一般不会自行缓解。这类头痛往往还伴随有恶心、呕吐以及视力下降。恶性脑瘤如恶性胶质瘤、转移瘤、颅内淋巴瘤、肉瘤等，由于生长较快，出现头痛后往往迅速加重；而良性脑瘤如典型脑膜瘤，生长缓慢，病程往往较长，头痛可以持续数年。

五、头晕与头痛

213

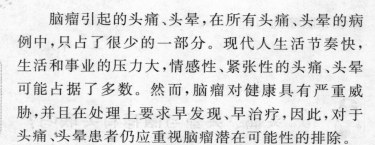

脑瘤引起的头痛、头晕，在所有头痛、头晕的病例中，只占了很少的一部分。现代人生活节奏快，生活和事业的压力大，情感性、紧张性的头痛、头晕可能占据了多数。然而，脑瘤对健康具有严重威胁，并且在处理上要求早发现、早治疗，因此，对于头痛、头晕患者仍应重视脑瘤潜在可能性的排除。

有古语曰"头痛医头，脚痛医脚"，其实这句话对于鉴别头痛、头晕的病因来说也有借鉴意义。譬如，有些头痛患者除头痛外尚有一侧下肢无力或麻木，这些患者得脑瘤的可能性较大。由于不同脑组织与肢体运动、语言功能具有对应关系，肿瘤压迫或破坏运动或语言功能区的脑组织，即可引起肢体无力或偏瘫，或语言障碍。生长于脑额叶组织的肿瘤，还可引起精神症状。头痛、头晕患者若出现肢体或语言功能的障碍或精神改变，更应及时就医排除脑瘤可能。

有些脑瘤在早期体积较小，并不引起颅内压增高，有些脑瘤生长缓慢，由于代偿适应的机制，患者暂时不觉得头痛、头晕。因此，很多脑瘤患者是由于上述的手脚、语言等局部神经功能障碍而被发现的，还有一些脑瘤是体检时偶然发现的。而垂体瘤患者多数是由于内分泌功能障碍或视力、视野改变而就诊的；听神经瘤是由于听力下降被发现的。

如今诊疗手段全面,头痛、头晕患者只需进行头颅 CT 或 MRI 检查,就可基本明确是否患有脑瘤,并且许多类型的脑瘤只要及时治疗,效果是不错的。因此,建议广大头痛、头晕患者,首先不用害怕,因为毕竟脑瘤发生的可能性很小。同时,应适当了解一些有关头痛、头晕与脑瘤的常识,积极配合医生诊治,这无疑是大有裨益的。但是,如果头痛进行性加重,或伴有手脚活动、语言障碍等就不应讳疾忌医,要及时就诊。

(杜国宏)

 ## 11. 老年人常头痛是颞动脉炎吗?

说起头痛,人们总会想到脑卒中、脑瘤、脑炎等脑部病变以及偏头痛、紧张性头痛等功能性疾病,这些在头痛中的确占了很大的比例。然而,你是否听说过"颞动脉炎"? 在老年人头痛中这也是重要的原因之一,且常被漏诊或误诊。

颞动脉炎是一种亚急性起病的非细菌性动脉炎,最常侵犯颞浅动脉和眼动脉。本病多见于 50 岁以上的老年人,发病率可达每年 15～30/10 万人。通常表现为单侧或双侧颞部(太阳穴处)、前额部头皮表浅部位的搏动性和持续性疼痛,伴烧灼感,严重时不能梳头,不能戴帽,平卧及头低位时头痛加重。头痛早期常伴有低热、体重下降、盗汗、乏力等全身症状。检查时可发现面部肿胀,颞部动脉增粗、变硬如绳索状,血管搏动减弱或消失。有时头皮上能摸到有压痛的小结节。约60%患者伴有全身肌肉酸痛或僵硬,尤以肩和颈部肌肉最明显,活动时加重,视力下降,严重者失明。眼底检查可见视乳头水肿或苍白,视网膜有渗出、出血,晚期继发神经萎缩。同时其他动脉、椎基底动脉、冠状动脉和四肢的动脉亦可受累,出现听力减退、眩晕等症状。10%患者有上肢大动脉供血不足如脉弱、双上肢血压不等、大血管杂音等。

实验室检查几乎所有患者均可见血沉明显增快,可有轻度白细胞增多贫血。血清蛋白电泳示球蛋白增高。颞浅动脉活组织检查可帮助确诊。病理所见动脉变硬、变粗。镜检显示全动脉炎,最显著的变化在中层及内膜,早期有淋巴细胞、浆细胞、多核巨细胞浸润(因此有人称之为巨细胞动脉炎),继之肌层变性,结缔组织增生,导致整个管腔部分或完全闭塞。

颞动脉病变多有自限性,多数病人的症状持续一段时间（一般要几个月）后可自行消失，但患病期间病人是痛苦的，如不及时治疗又会出现各种严重的并发症，如失明、脑梗死等。故一旦诊断确立后需要积极治疗。对症止痛可用阿司匹林或其他的解热镇痛剂，如泰诺止痛片等药物。本病对糖皮质激素治疗反应良好，激素可缓解症状、缩短病程，阻止进一步的视力丧失，但对已丧失的视力则难以恢复。因此若症状较重，应及早应用糖皮质激素（泼尼松或地塞米松等）治疗。一般开始宜用中量，泼尼松（强的松）每天 40～60 毫克，以后酌情减量维持每天 10～15 毫克，连服数个月，有人主张维持1.5～2年以免复发。糖皮质激素有一定不良反应，如血糖升高、胃肠道刺激、肥胖、骨质疏松等，老年人往往有糖尿病、高血压等较多基础疾病，故应在医生指导下用药。本病及时治疗，预后多数良好。因而，老年人新近发生的头痛如有本文所述表现，需及时去医院就医，以免贻误诊治时机。

（陈　燕）

12. 紧张性头痛如何治疗？

　　由于全球性金融危机，许多企业效益直线下

滑,纷纷推出裁员计划,许多人因此在不知不觉中罹患了紧张性头痛,发病人数直线上升。那么,该如何消除紧张性头痛呢?

紧张性头痛的确切病因尚未明了,但与多种因素有关,尤与情绪障碍、应激、心理紧张、抑郁、焦虑所致的持久性颈肩肌肉痉挛和血管收缩引起的牵涉痛等有关。国际头痛学会在 2004 年将精神性(心理)和肌收缩性头痛,统称为紧张性头痛,并肯定其是由于心理社会因素所致。紧张性头痛有以下一些临床表现——

紧张性头痛多在 20 岁左右起病,随年龄增长患病率亦增加;男女均可患病,但以女性为多见。表现为头部胀痛、压迫痛和紧缩感、紧箍感等,位于双侧枕颈部、额颞部或全头部,呈轻至中度发作性或持续性疼痛,病程数日至数年不等。疼痛期间的日常生活不受影响,不伴有恶心、呕吐、畏光或畏声等症状,疼痛部位肌肉可有触痛或压痛点,有时牵拉头发也有疼痛;头颈、肩背部肌肉有僵硬感,不易松弛,捏压该部位肌肉感觉轻松和舒适。多数病人有头晕、失眠、焦虑或抑郁等症状。部分病例兼有血管性头痛的性质,几乎每天均有头痛出现,患者也常有其他与紧张有关的症状,如肠易激综合征、胸闷、心跳、胃痛等。

（1）紧张性头痛的诊断

1）发作性紧张性头痛：发作至少 10 次以上，头痛时间每年少于 180 天，每月少于 15 天。它又分为：①有颅周肌肉疾病的发作性紧张性头痛：有颅周骨和肌肉触痛，肌电图活动增加；②无颅周肌肉疾病的发作性紧张性头痛：无肌肉触痛和肌电图改变。

2）慢性紧张性头痛：头痛时间每年超过 180 天，每月超过 15 天。

（2）紧张性头痛的治疗　对于紧张性头痛，国外在临床治疗上一般以治疗偏头痛的药物进行治疗，如麦角碱类药物、非甾体类抗炎药和三环类抗抑郁药等，但这些药长期服用后的不良反应不容忽视，而神经阻滞疗法更有一定风险性，对操作要求较高，不适合广泛推广。

中医认为，紧张性头痛属于"头风"病范畴。浅而近者，名曰头痛；深而远者，名曰头风。其病机为脉络失和、气血逆乱。外感六淫、内伤七情、脏腑功能失调均可诱发本病。在"脑为元神之府"理论指导下，进行中医辨证论治和针灸治疗，不仅可以通经活络止痛，还可发挥针刺多靶点、整体调整的优势，调整机体气血、脏腑功能，提高个体生存质量，且针灸无不良反应和成瘾等问题。

五、头晕与头痛

对于生活在快节奏、多压力的现代社会里的人，平时尤其要注意劳逸结合，应该挤出时间进行运动，这样可以使肌肉松弛，减少头痛。另外，应在日常生活和工作中避免各种不良姿势，以免引起头颈和肩背部肌肉的持续性收缩，如长期低头伏案工作的办公室工作人员等尤要注意工间休息和锻炼。人们在平时应注意心理调整，避免紧张、焦虑、急躁等不良情绪。患者可经常采取一些如对头皮、颈部肌肉进行轻柔按摩的措施，缓释精神和肌肉紧张，才能有效预防紧张性头痛。

(赵海音)

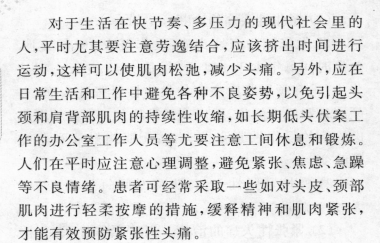

13. 怎样自我缓解紧张性头痛？

头痛是一种常见的症状，不同原因引起的头痛其表现也是不一样的。偏头痛多见于女性，发作时常伴有眼冒金星、肢体感觉异常、额部和眼眶等周围跳痛和胀痛，并有恶心、呕吐等表现；丛集性头痛好发于男性，常在夜间突然痛醒；高血压性头痛，常在枕部和前额部疼痛；紧张性头痛，见于中青年女性，精神紧张、焦虑、忧郁、失眠等为诱因，是一种范围比较广的持续性头痛。

如何在家里缓解紧张性头痛　现介绍几种行之有效的方法：先排除其他因素引起的头痛，然后开始放松心情，深呼吸，或闭目遐想；之后放松额头上、颈背上和两边太阳穴的肌肉。

怎样放松肌肉　先把呼吸调慢，然后想像每一口吸进去的空气都能将放松的感觉带进你的肌肉里，而每一口呼出来的气都会把紧张释放出来，接着将注意力集中在后脑颈部，将头慢慢地前后转动一下。然后再绕圆圈慢慢转动。通过缓慢平稳的呼吸把压力带出你的身体，然后把注意力转到两耳上方的肌肉上，放松这里的肌肉，按上述方法调节呼吸。也可按压穴位来减轻压力，用两个拇指同时施压在颈部背后的脊椎两侧的风池穴和天柱穴，有助于缓和头痛。但是，更重要的是适度休息，如果没有睡好，应付压力的能源力就差了。此外，可适当补充营养素如维生素 B 族和维生素 C、维生素 E 等。

特别提醒　如果你头痛的症状是新出现的，或特别严重，并伴有呕吐、发烧、视物模糊、全身酸痛等症状，应立刻上医院请大夫诊治，以免延误病情。

平时要注意

多喝水：食物要清淡易消化，多食水果、蔬菜，多喝水，最好是盐开水。

多食镁:经常性头痛者,体内往往缺镁。应多食含镁的食物,如大豆、全谷食物、海产品、核桃等。

食疗方

1) 带壳白果 60 克,打碎后,分 2 次煎服。

2) 白芷 30 克,川芎 15 克,细辛 10 克,升麻 10 克,薄荷 6 克,冰片 3 克,碾成细粉,用药棉蘸少许塞入鼻腔,哪边头痛塞哪边鼻腔。

3) 小母鸡 1 只,天麻 10 克,加调料共煮食之。

忌 口

1) 辛辣易上火食物。

2) 使血管收缩食物,如巧克力、可可、咖啡及烟酒等。

(凌 帅)

 14. 缓解偏头痛有哪些简单方法?

(1) 户外散步 如果引起偏头痛的原因是过度的焦虑和精神压力因素,这就需要从调节情绪、参与运动、减轻压力入手。听听音乐,到户外去散散步,用薰香进行香疗,让身心融入大自然中。适度的休息或运动都是缓解压力、调节情绪的有效办法。

（2）**喝甜饮料**　糖分可以快速地增加人体的血糖含量，而饮水可加大机体的血容量，改善脑部的缺血。所以，在疼痛时，给自己一杯甜奶或是果汁，都是缓解由于脑血管膨胀压迫神经而引起的偏头痛。

（3）**自我推拿**　最简单的头部推拿法就是梳头，不断地用木梳按摩头皮，可以改善脑部的供血，因此，有偏头痛症状的女性最好随身带把小梳子。除此之外，还可按摩前额或太阳穴，都可缓解偏头痛。

（4）**敷热毛巾**　用一盆温水浸泡双手，并用热毛巾敷于头部，每次 30 分钟。由于手部和脑部的血管受热可引起扩张，血管或肌肉的舒张可缓解由于脑血管膨胀压迫神经而引起的偏头痛。

（5）**服用维生素**　维生素 K 是机体必需营养素之一，也是临床用于止血的药物之一。此外，它还可以对抗血管平滑肌痉挛，对抗组胺、肾上腺素及乙酰胆碱引起的血管舒缩功能紊乱，从而使得偏头痛症状得到改善，有效控制其发作。具体用法为：控制偏头痛发作，初期给予维生素 K 48 毫克，每日分 3 次口服。病情重者，初期给予维生素 K 38 毫克，每日分 2 次口服。病情改善后用维生素 K 34 毫克，每日分 3 次口服。预防偏头痛发作，一般在偏头痛发作得以控制后,再继续给予维生素 K 34 毫克,每日分 3 次口服,维持 3 个月以上,以预防复发。

还有补充维生素 B_2 和镁剂,也能有效预防部分病人的偏头痛。国外很多临床研究试验都曾得出过类似的结论。比如 2004 年发表于《欧洲神经病学期刊》上的研究指出,补充高剂量的维生素 B_2 有助于预防偏头痛。用维生素 B_2 预防治疗偏头痛,对一个月内只出现几次偏头痛发作的中度病人效果最好,大多用药要 3 个月以上。药物的治疗量一般应掌握在每天 400 毫克左右或以上。维生素 B_2 虽然较为安全,但为了达到最好的效果,还是应该在有经验的神经内科医师指导下服用。另外,患者也可以摄入一些富含维生素 B_2 的食物,如动物肝脏、心、肾,以及鲫鱼、鸡蛋、鲜豆、绿叶蔬菜等,至于补充镁剂,临床上用药以静脉注射剂为主,患者平时可以多食含镁丰富的蔬菜、水果,以及小米、荞麦面、黄豆、冬菇、紫菜、桂圆、花生等。

(6) 闻苹果香味　美国芝加哥市味觉与嗅觉基金会有一项研究证明,闻苹果香味可以有效缓解偏头痛。在这项试验中,50 位偏头痛患者分别接受了 3 次测试,结果发现,闻苹果香味后偏头痛症状会明显减轻甚至消失。这是因为苹果香味能减轻患者头痛时的焦虑情绪,分散注意力,使颈部、头部肌肉由紧张收缩变得松弛,从而起到镇痛作用。其实,偏头痛与嗅觉的关系早被人们发现,两者是可以相互影响的,比如说,某些嗅觉刺激会诱发偏头痛发作,一些患者在偏头痛发作的先兆期也会出现嗅幻觉。

　　另外,焦虑、烦躁不安的情绪可以触发偏头痛,而偏头痛的痛苦体验也会使患者更加焦虑。这是由于偏头痛与掌管人的情绪、记忆等的大脑边缘系统关系密切。大脑边缘系统同时还受嗅觉的影响,比如嗅到喜欢的香味时会情绪高涨、兴奋,嗅到厌恶气味时会感到烦躁、不适。因此,嗅苹果香味缓解偏头痛,很可能就是通过边缘系统实现的,即苹果香味通过神经传递给边缘系统,良好的体验使边缘系统得以整合患者的情感,最终缓解偏头痛。其实,除了苹果,其他类型的水果香味,以及薄荷香味、茶香味等也具有类似的镇痛作用,只是疗效因各人喜好不同而已。在头痛症状较轻、不需要药物治疗的情况下,可以适当采取此法,以缓解疼痛。

（凌　帅）

15. 头痛为何要先检查再吃药？

　　头痛是一种常见症状，每个人都或轻或重地体验过这种滋味。但是，有人痛过一次就不痛了，也有人常年备受头痛之苦；有人痛得无法忍受；有的却只是隐隐作痛。临床上，各种类型的病人都有。有的认为头痛治不好，也算不上什么病，不把它放在心上；有的一头痛就上止痛药，反反复复，难以断根；有的病人偏方、"特效药"用了一堆，却从没有做过一次正规的检查。总的来说，人们对头痛普遍缺乏正确的认识。所以说，头痛原因多，应该先检查再吃药。

　　正常情况下，头痛是头部神经结构受到牵拉、压迫或不正常血管或肌肉收缩引起的感觉，是机体对外界刺激的一种保护性反应，提示内部器官和组织存在炎症等病变或正在遭到破坏性刺激。

　　引起头痛的病因　常见的有血管性头痛、肌紧张性头痛和器质性头痛三类。血管性头痛是由偏头痛、高血压或其他因素影响到血管的收缩功能，导致血管扩张所致，患者有搏动性的痛感，其中偏头痛最常见；肌紧张性头痛是由各种因素导致头皮小肌肉收缩的疼痛，多因焦虑、精神紧张、极度疲

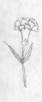

倦、情绪抑郁引起,两者都属于功能性头痛,不会导致严重残疾或影响生命,但由于反复发作,常影响病人的生活质量;器质性病变如颅内肿瘤、出血、脑膜炎等引起的头痛,病情就要严重一些,可能会威胁到生命。另外,头痛也可能与鼻窦炎、青光眼、感冒发烧等常见病有关。当然,有些头痛就是多因素的,如血管性、肌紧张可以同时存在;器质性病变因为病人精神紧张,也会并存紧张性头痛。

头痛的自诉　头痛是自身的一种感觉,头痛患者就医,应该诉说清楚,有助于医生明确诊断。如固定于一侧的头痛,常见于偏头痛;太阳穴部位的头痛,多因肌紧张和疲劳过度所致;后枕部位的头痛常见于枕神经部位的病变;位于前额部及鼻两侧、面颊部的疼痛,多与鼻窦炎有关;搏动性头痛或跳痛,常见于血管神经性头痛;面部短暂的刀割样、触电样或剧烈抽痛多见于三叉神经痛和枕大神经痛;紧张性头痛多为胀痛、压迫样痛或钝痛。头痛有一定的敏感阈值,每个人可因神经精神状况及药物干预等外界因素发生变化。一定范围内的头痛,对于大多数人来说,可能是一种疲劳感,但对于疼痛阈值下降、敏感性升高的人,可表现为明显的头痛。头痛的起始时间、发作频率及持续时间,对于鉴别不同类型的头痛也是有帮助的。如偏头痛病人通常病史长,到老年后才有偏头痛的情况很少,头痛时间一般较固定,持续 4 小时至 3 天;紧张型头痛病史多不长,持续时间不等,可从半小时至 7 天。了解发作频率则有利于对头痛进行预防性治疗。此外,头痛的伴随症状及诱因等也可提示头痛的病因。确诊器质性病变,则需借助一些检查,如磁共振、CT 扫描、脑血管造影、多普勒超声等,有时还要涉及眼底及耳鼻等检查。很多人认为多此一举,或嫌费用太高不做。实际上,这是非常必要的。即使不是器质性病变,确诊后也可缓解心理压力,对于功能性头痛,还有一定的治疗作用。

所以,有了头痛莫急着吃止痛药。止痛药确实可以缓解症状,但会掩盖引起头痛的真正病变,如果反复长期服用,则还易造成药物成瘾。只有及时就诊,找出头痛的原因,治疗才能有的放矢。由高血压引起的头痛,控制血压后,头痛才会缓解;脑肿瘤压迫神经引发头痛,不去除病根,吃止痛药也无济于事;对于常见的功能性头痛如偏头痛、紧张性头痛,则要调动起自身的调节机制,科学地休息、睡眠、运动,保持积极乐观的心态就可以减轻或消除头痛。

(孙青芳)

16. 怎样合理选择镇痛药物？

镇痛药是用来消除或缓解人体组织疼痛的药物。然而,镇痛药具有不同的种类及相应的适用范围,并非任何一种镇痛药都能解除人体所有部位的疼痛,也不是人体任何部位的疼痛都可用任何一种镇痛药来治疗的。人们可根据以下几种情况合理选择镇痛药物——

(1)中枢抑制性镇痛药:常用于外伤和内脏剧痛　中枢抑制性镇痛药有吗啡、哌替啶(度冷丁)、安侬痛、阿米酮、强痛定、美散痛、芬太尼、镇痛新、罗痛定等。这类药物对大脑痛觉中枢具有抑制作用,从而可以起到强大的镇痛效果。然而,在使用这类药物时,必须注意避免长时间使用,以防久用后导致药物成瘾。此外,在明确诊断前也应尽可能不用,以免掩盖病情,贻误诊治。这类药物常用于外伤性剧痛(如严重创伤、烧伤、骨折等),内脏剧痛(如心绞痛、肾绞痛、胆绞痛等,注意治疗这类疾病引起的疼痛时必须与阿托品合用),以及癌症剧痛、手术后疼痛等。

(2)解热镇痛药:一般对钝痛效果较好　解热镇痛药有阿司匹林、扑热息痛、去痛片、复方氨基比

五、头晕与头痛

林、安乃近、赖氨匹林、扑炎痛等。这类药物由于可抑制或减少前列腺素的合成（因为前列腺素能够促使神经末梢感受器对缓激肽等致病因子的敏感性增加），因而可以起到镇痛作用。这类药物具有中等程度的镇痛作用，一般对钝痛效果较好，对外伤性剧痛、内脏平滑肌绞痛则无效。常用于头痛、牙痛、神经痛、肌肉痛、关节痛、月经痛等。服用这类药物后较为常见的不良反应有胃痛、呕吐、恶心、胃出血、哮喘、延长凝血时间、抑制血小板凝集等，故患有胃、肝、肾、血液等疾病，以及孕妇、过敏体质者不宜服用这类药物。

（3）非激素类抗炎镇痛药：对消除炎症性疼痛效果显著 非激素类抗炎镇痛药有吲哚美辛（消炎痛）、消炎灵、炎痛喜康、抗炎酸钠、双氯灭痛、消痛灵、三水杨酸胆碱镁、布洛芬、抗炎灵、氟灭酸、保泰松等。这类药物的特点是消炎作用较强，对消除炎症性疼痛效果显著。常用于风湿性关节炎、类风湿关节炎、骨关节炎等非特异性炎症所引起的疼痛，其作用可能与抑制前列腺素的合成有关。这类药物的不良反应与解热镇痛药大致相同，故患有胃、肝、肾、血液等疾病的人，以及孕妇应避免使用。

（4）平滑肌解痉药：可缓解平滑肌痉挛所引起的各种内脏绞痛 平滑肌解痉药有阿托品、颠茄配、东莨菪碱、普鲁苯辛、溴苯辛等。这类药物由于能解除平滑肌痉挛，所以可缓解平滑肌痉挛所引起的各种内脏绞痛。常用于胃肠痉挛性疼痛、肾绞痛、胆绞痛等。这类药物使用剂量过大时可出现口干、心悸、视力模糊、眩晕、排尿困难等不良反应。因此，凡是有青光眼、前列腺肥大、幽门梗阻等疾病的患者应禁用，老年人及心功能不全的患者也应慎用。

（孙青芳）

六、抑郁症

　　抑郁症作为一种常见病,已越来越多地引起人们的关注,该病已被视为继癌症、艾滋病之后当今社会的三大疾病之一。目前抑郁症的发病率已位居世界100多种常见病的第四位,并有进一步上升的趋势,全世界有3亿～4亿程度不同的抑郁症患者,女性患者比男性多,约为2∶1,其中10％～15％抑郁症患者会采取自杀的方式结束生命,男性自杀率高于女性。重度抑郁症可高度致残。抑郁症造成的经济损失相当巨大,给家庭也造成沉重的经济和精神心理负担。

1. 常见的抑郁症有哪几种类型？

（1）**疾病抑郁症** 经常引起抑郁症的疾病是那些慢性的、后果严重的疾病，其中有脑部、神经系统和心血管疾病，如老年性痴呆症、脑血管病、脑外伤、癫痫、高血压病、冠心病、心肌梗死、心力衰竭等，还有慢性胃肠疾病、糖尿病、红斑狼疮、恶性肿瘤、尿毒症、严重外伤留下后遗症的病人等，以及严重的传染病，如艾滋病、SARS 等。一些药物长期服用也会引起抑郁症，如部分心血管药物、镇静药、激素、神经系统药物、抗癌药物等。

（2）**职场抑郁症** 当今社会的发展日新月异，市场经济形成的竞争日趋激烈，人们的工作节奏加快，工作压力加重。一些职场的白领加班加点成为一种常态，工作复杂纷繁，经常遭受挫折。由于疲劳、压力、剧烈的竞争造成了一些职场人员情绪低落、不愉快、自我评价低下、乏力、对前途忧心忡忡，继而不想工作或者不能再工作，时间一长，职场抑郁症就形成了。

（3）**产后抑郁症** 医学研究表明，有 50% ～ 70% 妇女产后 10 天内会出现情绪不稳定、易哭、易怒，产妇的这种表现被称为产后抑郁。大部分

233

产妇的产后抑郁现象经过一段时间会自行消退，但也有一些妇女的产后抑郁现象会发展成抑郁症。

（4）学习抑郁症　一些学生原先学习认真，成绩优良，但随着学习难度增加，学习负担加重，学生先是紧张，继而产生焦虑，再发展下去，渐渐少了以前的朝气和活力，上课萎靡不振，学习经常走神。晚上睡眠很浅，容易惊醒，出现了医学上所说的"心境抑郁状态所致的内动力气氛"，严重的会发展成抑郁症。

抑郁症的发病常给人以假象，疾病的进展比较隐蔽，病程表现为渐变的过程。病人开始于某些不愉快或情绪波动，在不良因素的刺激下，发展成持续的情绪低落、思维迟缓、意志行为减退，形成抑郁症。而往往就在这时，周围的人还错以为病人是心情不好，出现了思想问题，仅仅想用开导的方法来解除病人的症状。这就是人们对抑郁症的认识存在的三个不足：认识不足、诊断不足、治疗不足。由于三个不足导致一些抑郁症病人的病情发展得很严重。

人们一旦发现有抑郁症的表现要及时到医院找神经科和精神科医生诊治，通过医生正规的治疗，减轻并消除抑郁症的各种症状和体征，最大限

234

度地减少由于抑郁症引起的自杀率和病残率,恢复病人的正常心理、社会和职业功能,提高抑郁症病人的生存质量,尽可能减少和避免抑郁症的复发和再发。

(贾建德)

2. 抑郁症患者自杀前有哪些征兆?

抑郁症是一种离我们最近的心理疾病。一般人对抑郁症自杀行为预防不够重视,对抑郁症患者自杀前的征兆认识不足而缺少防范措施。抑郁症患者自杀前可能出现如下征兆,我们必须引起警惕,加强看护和预防。

(1) 言语上的征兆　一是这些患者直接或者间接向周围人群或关系亲近的人表达想死的念头,或在日记、绘画、信函中流露出想死的念头,甚至谈论自杀计划,如时间、方法和地点;二是他们常把自己的不良感觉当成事实的证据,如:"我有负罪感,我一定是干了什么坏事"等,总是主动承担别人的责任,并且妄下结论,认为一切坏的结果都是自己的过失和无能所致。

(2) 行为上的征兆　一是心里充满了想死的念

六、抑郁症

235

头，常会拒绝求医和不愿接受别人的帮助，甚至不服从医嘱；二是突然对于自己以前的爱好、学习和工作失去了兴趣，生活习惯也变了，像变了一个人似的；三是无缘无故收拾好东西，突然向人道谢、告别，或者突然归还所借物品，将自己心爱的或者珍贵的东西赠送给别人，放弃贵重的或自己一直很珍爱的物品如玩具、宠物等；四是中断与亲朋好友的交往，独往独来。

（单怀海）

 ## 3. 抑郁就是抑郁症吗？

在心理咨询门诊，来咨询的人中较为多见的是情绪障碍，其中又以抑郁和焦虑最为多见。许多人一旦感到自己忧郁、高兴不起来时，就认为得了抑郁症，于是背上了沉重的心理包袱。

这种看法并不正确，因为人是有感情的，也会表达感情。俗话说"人逢喜事精神爽"，人遇喜事时，心情自然会十分愉快；若遇到挫折、困难、打击时，心情自然抑郁、悲观。这些，人们都能理解，所以出现抑郁情绪并不等于得了抑郁症。例如，有位女士居室被撬窃，损失较重，于是情绪低沉，抑

郁不欢,整日唉声叹气,可是几天以后她想通了,说:"破财消灾嘛!"精神状态恢复往常。这种情况,就不能诊断为抑郁症。有抑郁情绪并不等于患了抑郁症。

在精神医学临床工作中,要诊断抑郁症,必须符合症状标准、严重程度标准、病程标准和排除标准这4个标准。

症状标准 以心境低落为主,而且至少有下列几项:①兴趣丧失,无愉快感;②精力减退或有疲乏感;③精神运动性迟滞或激越;④自我评价过低、自责或有内疚感;⑤联想困难或自觉思考能力下降;⑥反复出现想死的念头或有自杀、自伤行为;⑦睡眠障碍,如失眠、早醒或睡眠过多;⑧食欲减退或体重明显减轻;⑨性欲减退。

严重程度标准 社会功能受损,给当事人造成痛苦或不良后果。

病程标准 ①符合症状标准和病情严重程度标准,而且持续时间至少已有两个星期;②可存在某些精神分裂症的症状,但是不符合精神分裂症的诊断。

排除标准 由于抑郁是一种精神症状,并非是抑郁症的"专利症状",它也可以出现在精神科、内科以及其他科的疾病中,要排除这些疾病所引起的抑郁,这就是排除标准。

所以,既不要轻易给自己戴上抑郁症的帽子,也不要将抑郁症看成是思想问题、想不通。如果自己确定不了究竟是否患了抑郁症,应该去心理咨询机构或精神卫生中心向专业医师咨询。

(陈　斌)

4. 抗抑郁药该服多久?

"医生,我现在已经想通了,病也好了,心情愉快了,再也不想死了。可以不再吃药了吗?"

"医生,我病愈将近一年,吃药吃到现在,什么时候可以停药? 难道叫我吃一辈子的药?"在日常医疗过程中,经常可以听到病家提出类似的问题。确实,治疗抑郁症靠药物维持疗效,预防抑郁症复发,在很大程度上也是依赖药物。如果药物维持治疗的时间不够,就有可能出现病情复发,导致前功尽弃。

抗抑郁药物究竟应该服多久? 这个貌似简单的问题,回答起来却并不容易。为什么? 因为每个人的情况不一样,服药所需要的时间也就不一样了。

　　有些人得抑郁症是事出有因,如环境因素造成心情抑郁不欢。假如能换个环境,那无疑对病体康复有利。有些因素是无法去除的,如亲人死亡无法复生。不过,同样是亲人死亡,对当事人的心理冲击也是不同的。例如,对当事人来讲,死儿子的心理痛苦要比死父亲的大得多。即使死去的是父亲,是人到中年的父亲还是年迈的父亲,对当事人的心理刺激也是不一样的。因为人到中年的父亲,是家庭经济的"顶梁柱",自己年幼,缺乏经济来源,"靠山"倒了,今后自己咋办? 而死去的是年迈的老父亲,情况就不一样了,即使同样是年迈的老父亲,假如是平时身体健康,现在突然发生意外(例如车祸)而亡,当事人缺乏心理准备,一下子接受不了父亡这个事实,认为自己没有尽过孝,不断自责、后悔,那就容易患抑郁症;假如老人瘫痪在床数年,病情日益恶化,对老人的去世,心理早有准备,那么,即使老人去世,子女也未必会患抑郁症,甚至还有一种"包袱卸下来"的感觉。

　　有些人患抑郁症,找不出社会、心理因素,而是由于脑中某些神经介质的减少(例如 5－羟色胺、去甲肾上腺素等),于是出现情绪抑郁。用了药物以后,使介质能保持在正常的浓度,情绪就恢复正常。如果停药,介质就会再次减少,情绪就会再度抑郁。

这类病人，就得长期用药。就像"胰岛素依赖型糖尿病"一样，只要不注射胰岛素，血糖就会升高。假如有抑郁症家族遗传史的病人，病愈后用药维持治疗的时间也应该比其他病人要长些。所以，有关药物究竟应该服多长时间，要针对具体病人作具体分析，不能一概而论。就像做衣服得量体裁衣，才能合身一样。

所以，抑郁症患者要多听专业医师的意见，千万不要以为自己"久病成良医"，自以为是，擅自停药，以免病情复发。

（陈　斌）

 ## 5. 中医药能治抑郁症吗？

在我们生活中，充满了大大小小的挫折和失败，每当这些时刻来临时，我们都会体验到悲伤、痛苦甚至绝望。通常，由这些明确的现实事件引起的抑郁和悲伤，是正常的、短暂的，有的甚至有利于个体的成长。但是，有些人抑郁症状会持续很久，远远超过了一般人对这些事件的情绪反应，抑郁症状日趋恶化，严重影响了工作、生活和学习。如果是这样，那么很可能他们患了抑郁症。

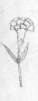

抑郁症具体表现 有以下几个方面:持续性情绪低落、忧郁、心境恶劣,呈现特殊的哭丧面容:两眉紧闭、愁眉苦脸、双目凝视、面无表情、常常暗自流泪;激动、焦虑和抑郁常相伴出现,表现为坐立不安、心神不宁、出汗等。丧失既往对生活、工作的热忱和乐趣,对任何事都兴趣索然,常闭门独居,疏远亲友,回避社交,通常主诉"高兴不起来了";常有食欲减退、体重减轻、睡眠障碍、性功能低下和心境昼夜波动等生物学症状;常想到与死亡有关的话题。

抑郁症的治疗 除了通常使用的心理疗法、药物疗法、体育疗法及环境疗法外,中医的针灸和中药长期调治会起到很好的效果。中医理论认为抑郁症是因情志内伤、情志不舒、郁怒、思虑、悲愁等七情所伤,导致五脏气乱、功能失和、肝失疏泄、脾失运化、心神失常、脏腑阴阳气血失调而成的气机郁结一类病症。治疗根据病人的发病原因、临床表现、病情轻重,采取辨证施治。

对于肝气郁结、肝气横逆犯脾者,症见精神抑郁、胸闷胁痛、腹胀嗳气、不思饮食,治疗宜疏肝解郁,方用逍遥散加减,同时给予情绪护理,配合轻松的运动增加肠胃蠕动,减轻腹胀嗳气,如散步、慢跑等。对于气郁化火、肝火上逆者,症见口干口苦、头痛、急躁、胸闷胁胀,治疗宜清肝泻火、解郁和胃,方用丹栀逍遥散加减,同时可以用安慰、诱导的方式转移情绪目标,饮食注意忌辛辣、刺激。对于痰气郁结者,症见咽中似有物梗阻,咳之不出、咽之不下,治疗宜行气、化痰、降逆,方用半夏厚朴汤,并与患者谈心,了解忧郁之源,多谈论快乐之事,减轻胸中郁闷之情形,饮食宜清淡。对于久郁伤神,表现为精神恍惚、悲忧善哭、疲乏等,治疗宜养心安神,方宜用甘麦大枣汤,饮食避免燥热性食物。对于阴虚火旺、虚火上炎,临床表现眩晕、心悸、心烦易怒、失眠等,治疗宜滋阴降火、解郁安神,药方用滋水清肝饮等,并要保持环境安宁、舒适,安排体育活动以利身心,饮食宜清淡,营养摄取需均衡充足。

(孙怡春)

6. 轻度抑郁症仅用心理治疗有效吗?

抑郁症的发病率较高,尤其是轻度抑郁症的病人不易被人觉察到。我在门诊咨询中曾接待了这样一位女病人,56 岁的她原来是一名职员,性格内向,退休后与儿子媳妇同住,生活较平稳。后来她莫名其妙地不想看电视,家务懒得做,每天为家人

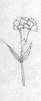

烧些简单的饭也是硬撑着，觉得浑身无力，话也不多说，不想与人交流，没有食欲，睡眠减少，整天闷闷不乐，认为自己是废人，曾出现做人没意思的念头。

抑郁症以心境显著而持久的低落为特征，伴有相应的思维、行为等心理改变。典型的病例表现为情绪低落、思维和言语减少。抑郁越严重，无助感越强，要治疗抑郁症，就必须打破这种恶性循环。倾听和宣泄是心理治疗的一种方法，该病人经过心理医生的启发，倾诉自己的苦闷，心情舒畅了，从而建立了相互信任的融洽和谐的医患关系。同时，心理医生帮助病人分析她的病情，引导她认识疾病的症状、病因及预后，提高其对疾病的正确认识，让她树立自信心，积极进行自我心理调节，克服退休后的心理不适应期及失落感。根据病情，辅以小剂量、低不良反应、高效的抗抑郁药，最终使病人在短短的两个月中，经过心理治疗及配合药物治疗，抑郁症状消除，又回到退休前的心理状态。

对抑郁症的心理治疗方法有——

学习过程涉及在大脑神经细胞之间形成新的连接，与此类似，心理治疗（谈话治疗）的作用机制是改变你对周围世界的看法，以及你对其作出反应的方式。心理治疗单独使用或与抗抑郁药合用时，可以解决你与家人、配偶或其他人之间特定的问题。根据每个人的需要,治疗可能持续3～6个月。

(1) 认知行为治疗(CBT) 能帮助一个人认识到自己消极的思维模式和行为,并用积极的思维模式和行为进行代替。对于抑郁症病人的日常生活和未来前景,认知行为治疗可以迅速产生重要的变化。

(2) 人际关系治疗(IPT) 侧重于解决促成抑郁症的有问题的人际关系和社会关系。通过学习如何更有效地与他人交往,抑郁症患者能够减少日常生活中的冲突,获得家人和朋友的支持。

(3) 心理动力学治疗 能帮助一个人自我反省,揭示和了解可导致抑郁症的情绪冲突。因为在童年期没有解决的冲突可能是导致抑郁症的原因,所以用这种治疗方法解决问题可能需要花费一些时间。

一些患有轻度抑郁症的人单用心理治疗就非常有效,但是对于患有中重度抑郁症的人,通常将抗抑郁药与心理治疗合用时效果最好。药物可以控制症状,心理治疗可以帮助病人以更有效的方式处理生活问题,两者合用的有效率为80%以上。

(王晓朵)

7. 癌症患者易得抑郁症吗?

乐观者长寿,而长期郁郁寡欢、悲愤之情得不到宣泄者患肿瘤的危险性会显著增加。在过去的30余年里,有关癌症与心理、社会等相关因素的研究层出不穷,已证实了抑郁症与肺癌、乳腺癌、前列腺癌、消化道癌、宫颈癌和胰腺癌等发生、发展和预后关系密切。

"C"人格与癌症

在心理因素与癌症关系的研究中发现,癌症患者具有惯于自我克制、情绪压抑和内蕴、倾向于被动防御和退缩等人格特点。因此,西方学者提出了肿瘤患者的 C 型行为模式概念,即 C 型人格。"C"是采用英语"Cancer"(癌症)的第一个字母。通过对大量肿瘤患者的心理学研究,归纳出共有的基本心理特征:不善于宣泄和表达严重的焦虑,抑郁而过分压抑自己的不良情绪,尤其是竭力压抑原本应该发泄的愤怒情绪。具有这样一些心理特征的人,其肿瘤的发生率可高出常人 3 倍以上。C 型行为所致的心理、生理反应还可以在分子水平上引起细胞自然修复功能的减退,促成原癌基因向癌基因转化。同时,C 型行为通过神经和内分泌系统的功能改变,使机体免疫系统的功能下降,失去清除癌变细胞的能力,最终导致肿瘤的发生。

癌症和抑郁

对于癌症和抑郁的关系,专家近年来提出五种解释:①抑郁可能是癌症脑部转移所致的最早临床表现;②抑郁可能是隐匿性癌的一种代表性(或首发)症状;③某些癌症产生内分泌作用而致抑郁(如支气管肺癌);④老年人的抑郁发作可能使其自身免疫功能减退,导致癌细胞增生;⑤癌症和抑郁可能存在基因遗传关系。

一旦癌症的诊断被确立,自然会引起患者与家属的一系列情感反应,如震惊、否认、焦虑、抑郁等应激反应。对大多数癌症患者来说,产生一定的悲观情绪是对这种痛苦生活体验的正常反应。但是,如果随着时间的推移,患者的恐惧和抑郁情绪影响到社会功能的再适应或对一个人整个生活(尤其是情绪)产生了巨大的冲击,导致存在多种躯体不适和各种自主神经症状(如失眠、情绪低落、食欲减退、体重下降等),特别是符合抑郁症发作诊断标准时,那么抗抑郁治疗就非常必要了。

国内外近年的流行病学调查显示,肿瘤患者抑郁症的发生率明显高于一般人群,发现 50％以上的肿瘤患者符合抑郁症的诊断标准。我国学者对乳

腺癌术后半年至 6 年的患者进行心理学调查,结果是 28.4％患者患有焦虑症状(术后 2 年高达 34％);抑郁症状的发病率为 34％(术后 2 年内为 49％)。在诊断抑郁的时候,尽管有些症状的病因可能是生理过程造成的,如食欲减退、疲劳无力,也可能是心理过程导致的。生理性疾病引起的抑郁,与疾病加重、住院时间延长,甚至完全丧失各种能力相关。有证据表明抑郁症患者在抗抑郁治疗后生活质量会明显提高。

癌症患者的抗抑郁治疗

在积极抗癌治疗和康复期阶段,许多患者不仅要面对诸多来自身体疾病本身的挑战,同时还要应对处理来自自身心理和家庭、社会等方面的问题,这些都会对癌症病人的心理造成一定的影响,影响其生活质量。因此,在过去的 10 余年里,国内外都非常重视提高癌症病人的生活质量,在常规抗癌治疗中兼顾社会心理干预方法的联合应用。

尽管在早期发现和治疗方法上已有进展,癌症仍然是最令人恐惧的疾病之一。这不仅因为癌症与死亡的相关性,也因为癌症意味着生活质量的下降,疾病使患者的自尊降低、社会活动减少和情绪悲观;另一方面,癌症和抑郁使患者室外活动减少,习惯于较为被动的生活方式,而导致肌肉萎缩和体

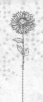

能的逐渐丧失。许多癌症患者由于疾病进展而必须停止工作,结果不仅造成经济上的损失,还造成精神上的压力、情感上的依赖及自觉无用感。在癌症病人的治疗过程中,疼痛与抑郁的问题应引起重视,目前对于癌症疼痛的三级阶梯治疗已普遍被认识到,但情绪问题特别是抑郁问题的处理和解决应得到重视。

患者因疼痛所出现的身体外观和行为改变,将会导致家属精神上的压力,继而又加重患者的痛苦,有些患者会因严重且难以处理的疼痛而丧失生活信心。痛苦和无助感似乎比疼痛本身更能导致自杀念头。建议治疗癌性疼痛时加入抗抑郁药,但必须全盘考虑症状的严重性、药物不良反应、共用药物、病人的用药史和医生对精神病药的满意度等。

癌症患者的家属在分担患者痛苦的同时,还要承受着精神心理、护理能力的多种压力。护理病人的家属需要睡眠,需要在繁重的护理工作中稍作休息,他们可能会因看护病人而出现经济等方面的困难,因此对看护者的心理支持也是相当重要的。

(陈　华　季建林)

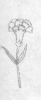

8. 疼痛是隐匿性抑郁症的首发症状吗？

近年来，一些临床医生发现，有些隐匿性抑郁症患者（以女性为多见）常以疼痛为首发和突出症状，有的则可表现为长期的头痛、胸痛、腰痛、腹痛或胃痛等不适，常因长期误诊而久治无效，并由此形成恶性循环。美国心理学家麦斯卡认为，抑郁症病人中 56％有各种疼痛，而且由于疼痛症状突出，特别是当抑郁症状与疑病症状同时存在时，可能会将抑郁症掩盖起来，致使抑郁性疼痛难以诊断。

因此，抑郁性疼痛，必须根据病人长期存在的、反复发作的、不能缓解的疼痛症状，结合病人患病前的一些"负性事件"对精神的打击，以及病人现存的精神情绪的消沉状态，排除器质性的原因后，才能作出正确的诊断。并可在医生指导下试服多虑平、帕罗西汀、马普替林、去甲替林、曲唑酮、丙米嗪、地昔帕明与阿米替林等进行治疗，常可收到理想的效果。

预防是关键　当心情不快或是有压力时，要尽快进行自我排解。专家开出的有助于预防和消除抑郁的"快乐人生方"：一是要不断陶冶个人情操，完善个人性格，多一点幽默，带一点笑容，听一

249

听乐曲,保持乐观向上,一笑解千愁;二是遇事多层次、多角度地考虑问题,尤其是当遇到一些不顺心不如意的事时,应保持良好的心态,不过悲,不沉沦,积极正确地去应对,要知道"人生不如意事常八九";三是要积极地参加体育运动,建立良好的人际交往,这也是避免抑郁的最好方法之一。

(夏振飞　郑小雪)

9. 女性更年期为何会出现抑郁焦虑?

许多更年期妇女常会因为全身潮热、皮肤蚁行感、失眠、早醒、肌肉关节疼痛、心悸、胸闷、咽部异物感或胃肠道功能紊乱等症状去内科或妇科就诊。一般医生会诊断为"更年期综合征",并用雌激素替代治疗或用中药进行调理,但有相当部分患者并不见效。究竟是什么原因呢?

其实,大多数中年妇女都会在 45～50 岁绝经期前后产生一些轻重不一的所谓更年期症状,现代都市中的许多白领女性甚至在 35 岁左右即可出现这些更年期症状,甚至部分人可伴有月经紊乱或闭经,因此,也会被疑为"早更"或"早早更"。以往传统的观念认为,这与女性更年期阶段体内雌激素水

平降低有关。其实,有更年期症状的妇女中有相当比例的人群雌激素或孕激素水平并不低下,即使对部分雌激素水平偏低的人应用激素替代治疗后,症状也未必明显好转;相反,仔细追溯后却可发现多数患者具有不同程度的精神性抑郁和焦虑的背景,如情绪低落、兴趣减退、无原因的疲乏、无法控制的焦虑、注意力不能集中、健忘、容易激动、自信心下降,严重的可出现消极悲观,如果有以上四五条同时存在,加上前述的躯体症状,基本上可以诊断为"更年期抑郁焦虑综合征"。

产生这种病情是由多种因素造成的,比如这些患者性格特征大多属于急躁(包括内急和外急)、争强好胜、情绪不稳定、敏感、做事追求完美、暗示心理重而胆子小,其中不乏性格内向的。此外,症状出现前往往会有一些不能摆脱的不愉快的社会心理因素,如工作压力和激烈竞争带来的压迫感、家庭生活中产生的不愉快情绪、子女教育带来的压力、人际关系的紧张、对自己健康产生的忧虑,或在潜意识中担心更年期后自己不能成为称职的妻子等。其实,这正是患上了尚未引起医务人员广泛重视的更年期抑郁焦虑综合征。产生这种症状的物质基础是大脑中的单胺类神经递质如 5-羟色胺、去甲肾上腺素、多巴胺等水平降低,因此不是简单的思想工作和劝慰能解决问题,也不应随意使用激素替代治疗,滥用雌激素反而会引起女性乳房癌或子宫癌的发病率增高,这已受到国内外学者的高度关注。

因此,中年女性如果出现上述躯体和精神症状,应去心理咨询门诊,请专业医生诊治或进行抗抑郁治疗。新一代抗抑郁药物 SSRI 或 SNRI 类,如百忧解、左洛复、赛乐特、怡诺思等疗效明显,不良反应少,不会产生环类抗抑郁剂导致的嗜睡、口干、头晕或心脏不适症状。但必须注意所有抗抑郁药物起效都较慢,2~4 周后症状才开始缓解,因此治疗时要有耐心。一般患者如能辅以心理治疗,提高自己的心理防卫能力,并通过多种方式坚持服药6~12 个月,大多可获得临床治愈。

(郑安琳)

 10. 秋季抑郁症易青睐哪类人?

每当入秋以后,沪上各大医院的心理门诊中女性抑郁症患者总会比平时多好几倍。据医生介绍,体质较弱或极少参加体育锻炼的白领女性,比一般人更易产生秋季抑郁症,该病通常起病于成年期,

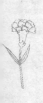

平均发病年龄是 23 岁,女性是男性的 4 倍。

心理学家指出,入秋后,有些人出现心情不佳、忧伤、绝望,认为生活没有意思,高兴不起来,甚至出现焦虑症状,导致食欲、睡眠等生活能力下降。同时还会出现精力缺乏、自我评价低、精神运动迟滞等。这主要与气温不定、花木凋零、草枯叶落,使一些人心中产生凄凉、苦闷、垂暮之感有关,也就是我们平时常说的人在秋季容易患上"秋季抑郁症",通俗地说,就是情绪患感冒了。

造成秋季情绪感冒的原因 主要是秋季阳光照射少,人体的生物钟不适应日照时间短的变化,导致生理节律紊乱和内分泌失调,因而出现了情绪与情神状态的紊乱。据近年来国外研究发现,人大脑的松果体对阳光十分敏感,当太阳光强烈时,松果体受到阳光的抑制,分泌出的激素少。反之,当阳光强度降低时,松果体兴奋,分泌出的激素就多,而这种激素有调节人体其他激素含量的本领。当它分泌多时,人体内的甲状腺素、肾上腺素分泌减少,在血中的浓度降低,这两种能唤起细胞兴奋的激素减少,使得细胞兴奋性降低,变得不活跃,人就会处于抑制状态,情绪低沉,总感觉疲惫。成年女性更容易情绪着凉,更易患上抑郁症。常年在室内工作的人,尤其是体质较弱或极少参加体育锻炼的脑力劳动者，以及平素对寒冷比较敏感的人，比一般人更易产生秋季抑郁症。

对付秋季抑郁症可采用的方法　首先，加强日照和光照，美国科学家研究发现，每天照射一定量的太阳光或明亮的人工光线，可以减少秋季抑郁症病人的自杀念头。当阴雨天或早晚无阳光时，尽量打开家中或办公室中的全部照明装置，使屋内光明敞亮。人在光线充足的条件下进行活动，可调动情绪，增强兴奋性，减轻或消除抑郁感。其次，当出现阴天时，人们应增加糖类摄入，以提高血糖水平，增加活力，减轻抑郁，但糖尿病患者除外。另外，在这个季节人们可以适当服用复合维生素 B 类、谷维素等，可调节精神和情绪。咖啡、浓茶等有一定的提神作用，能减轻或消除抑郁现象。人们在工作之余，应多到室外空气清新、场地宽敞的地方散步、跑步、练太极拳、跳舞等，这些活动都能调动情绪、缓解抑郁状态。

（张　娟）

11. 何谓"冬日抑郁症"?

"冬日抑郁症"也称为"季节性情绪失调症"

(SAD)，是指因为天气变化而产生的一种抑郁症。患上这种抑郁症的除会出现情绪低落、极度疲倦、嗜睡和贪吃外，还会对所有事情都失去兴趣。

识别"冬日抑郁症"

1）情绪低落，无愉快感。

2）动作迟缓，思维反应迟钝，或容易激动，坐立不安。

3）无故感到疲劳。

4）过去的一个月中，感到情绪低落、郁闷或是希望渺茫。

5）过去的一个月中，对任何事情都不感兴趣。

6）夜间睡不好。

7）自我评价过低、自责或有内疚感。

8）体重明显减轻。

9）经常出现想死的念头或有自杀、自伤行为。

10）性功能减退。

（**说明**：在以上 10 种情况中，如有 6 种相似，应怀疑有"冬日抑郁症"倾向；如有 8 种相似，需尽快去专科医院咨询。）

"冬日抑郁症"一般从 9 月初渐起，一直持续到来年的 3 月底，之后症状就开始消失。在临床上，多见于女性，且以 20～40 岁这个年龄段偏多，男女比例约为 1∶4，伴有家族倾向。近年来，在我国的发病率也呈逐年上升的趋势。

六、抑郁症

255

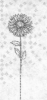

"冬日抑郁症"的病因 最有可能的一种原因是由于有些人不适应大自然的寒暑更替,其诱发的根源在于人的大脑深处的松果体分泌出的一种名为褪黑素的激素。由于日照时间短,控制人们睡眠和食欲及激素分泌的生物钟不能正常运作,轻微的只是使人精神萎靡不振,身体困乏,四肢无力,对工作和生活失去信心,特别是受到挫折以后容易丧失向困难挑战的勇气。严重的甚至会闪现出自杀的意念,昼短夜长的冬季正是"冬日抑郁症"的高发期。在冬季寒冷的日子里,每个正常人的情绪或多或少会受到影响,但却不一定都患上"冬日抑郁症",经医生正确诊断后方可下结论。

尽管"冬日抑郁症"明显地受到季节影响,但人们通过长期观察、实验与研究,已经找到了导致这种病症的各种因素,只要有针对性地采取相应的保健措施,彻底治愈也并非难事。

"冬日抑郁症"的防治措施 延长光照时间是治疗抑郁症最经济实惠的办法之一。由于冬季的光照时间明显缩短,松果体内的褪黑素会大量增加,从而改变人的正常精神状态,而光照能有效地抑制褪黑素的分泌。所以不能老是静坐在室内享受空调的恒温,而应尽量多到户外晒太阳。除此之外,以下诸法可助一臂之力——

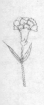

1）不论多么忙，都要给自己留下一点空间。对于工作再忙，也要每天留出休息、喘息的时间，尽量让精神上绷紧的弦有松弛的机会。

2）应补充维生素，有效控制零食。水果永远是最佳食品。零食是冬季抑郁情绪的温床，在冬季尤其要克制对零食的欲望。可以适当增加绿茶、咖啡、香蕉、巧克力等富含苯乙胺和咖啡因的饮食，以兴奋神经。多吃高蛋白质食物，像牛奶、鸡蛋、肉类、豆类等。

3）定期做全身按摩，按摩能有效减轻冬季的抑郁症状。去尝试几个按摩的疗程，在身体得到安慰的同时，心情也会变得好起来。

4）培养一些兴趣爱好。专家们指出，业余爱好可以作为转移大脑"兴奋灶"的一种积极的休息方式，能有效缓解压力，消除疲劳，调节情绪。

5）把烦恼及时发泄出来。适度发泄对健康有益。如主动找可以信赖的朋友、配偶或长者，一吐为快；遇有大的委屈或不幸时亦不妨痛哭一场。

6）运动是健心的良方。在运动过程中，心理会得到调节，思虑会得以澄清。

（娟　娟）

六、抑郁症

 12. 家人该怎样关心中老年抑郁症患者？

中老年抑郁症患者发病时即出现原因不明且持续两周以上的情绪低落和沮丧，心情一落千丈，最典型的表现是万念俱灰，对生活、工作和以前的业余爱好均不感兴趣。老年抑郁症患者还可能出现比年轻患者更多也更严重的躯体症状，其中包括原本睡眠良好会突然变得难以入睡，有时虽可入睡但醒得过早，或入睡了却又自感未入睡（即所谓的"睡眠感丧失"），服用抗抑郁药物毫无效果；排便会变得困难，严重的可便秘一周；还伴有种种消化障碍，如食欲大减甚至完全不思饮食，有的还出现腹胀、口臭等症状；常出现血压升高、心率变快或某些冠心病症状；部分患者还会出现诸如头痛、胸痛、腰背痛、关节痛等以疼痛为主的症状，患者服止痛药无济于事，但服抗抑郁药疼痛会缓解、消失。

上述精神症状和躯体症状可周期性发作，时重时轻，即便在同一天中，轻重也可不同，一般来说，上午较重，而晚上较轻。随病情的发展，精神障碍也会越来越明显，具体表现为：强烈的孤独感和沮丧感，记忆力、判断力、决断力和学习能力大大下降，爱哭泣，不愿见人（即便是至爱亲朋），还可能有

脑健康百问

越来越强烈的轻生念头甚至自杀,酿成悲剧。鉴于中老年妇女罹患抑郁症的比例可达 25%,比中老年男性高出许多,为此,专家重申,老年妇女防治抑郁症更为重要。

中老年抑郁症如不进行治疗,会越来越严重。多种抗抑郁药物可治疗中老年抑郁症,但要在专业人员指导下服用。抗抑郁药物服用两周后才会有效果,康复后,还需要继续服用 6 个月至 1 年加以巩固,不要擅自改变抗抑郁药物的用量。所有抗抑郁药物都有不良反应,但会随时间消失。治疗抑郁,贵在坚持,初次发病时治疗的越彻底,巩固治疗维持的时间越长,则复发的可能性越小。

中老年抑郁症患者大多性格内向,发病前就不爱交际,如在发病后得不到家人、同事、朋友的理解或遭到误解,很可能难以摆脱抑郁阴影,不利康复。反过来说,和睦、温馨的家庭和交际圈本身就是一帖良药,有助于患者度过灰色的抑郁期。

所以,恢复中老年抑郁症患者的正常活动非常重要,抑郁症患者不能只靠服药来治疗,最重要的是让他们恢复正常的活动。在这方面,家人的鼓励与督促非常重要,通常医生会和家人一起为患者安排每日的活动表,如上午打太极拳,下午打麻将,傍晚和朋友喝茶聊天等,总之,一定要让他们感到很

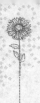

忙。患者情绪最差的时段通常会在早上，所以要避免在这一时段单独活动。亲友可轮流陪伴患者外出走走，如逛街、运动或参与其他休闲活动。患者自身心情不好时一定要告诉你的亲友，他们的帮助将使你度过最艰难的时期。

（王　琦）